Eva Marbach
Gesundheitsratgeber Gallensteine

Gallenerkrankungen mit Naturheilkunde und Schulmedizin erfolgreich behandeln

EMV

Viele Menschen haben Gallensteine, oft ohne es zu wissen. Nur ein Teil der Gallenstein-Besitzer leidet durch die Steine unter Beschwerden. Es kann zu schmerzhaften Koliken und Verdauungsproblemen kommen. Diesen Beschwerden ist man jedoch nicht hilflos ausgeliefert. Man kann aktiv etwas dagegen unternehmen. Auch die Medizin hat Lösungen anzubieten.

In diesem Buch werden die Körpervorgänge bei Gallenerkrankungen erklärt und was sie für Folgen haben können. Verschiedene hilfreiche Methoden aus Naturheilkunde und Schulmedizin werden vorgestellt. Ausführlich werden die Operationsmöglichkeiten erklärt. Tipps zur Vorbeugung runden das Buch ab.

Haftungsausschluss / Disclaimer

Dieses Buch kann nicht den Arzt ersetzen. Suchen Sie bei unklaren oder heftigen Beschwerden unbedingt einen Arzt auf!

Für Gesundheitstipps und Rezepte auf diesen Seiten übernehmen wir keine Haftung!

Über die Autorin:

Eva Marbach, Jahrgang 1962, ist seit 1989 Heilpraktikerin. Im vorliegenden Buch widmet sie sich der Gallenblase, ihren Krankheiten und deren Behandlungsmöglichkeiten. Da Eva Marbach ein harmonisches Miteinander von Naturheilkunde und Schulmedizin am Herzen liegt, werden beide Behandlungsrichtungen in diesem Buch berücksichtigt. Im Internet schreibt und betreut Eva Marbach zahlreiche Webseiten zu Gesundheitsthemen.

Eva Marbach

Gesundheitsratgeber Gallensteine

Gallenerkrankungen mit Naturheilkunde und
Schulmedizin erfolgreich behandeln

Eva Marbach Verlag

Bibliografische Information der Deutschen Nationalbibliothek

Die Deutsche Nationalbibliothek verzeichnet diese Publikation in der Deutschen Nationalbibliografie; detaillierte bibliografische Daten sind im Internet über http://dnb.d-nb.de abrufbar.

Originalausgabe

Eva Marbach Verlag, Breisach

Copyright © 2010: Eva Marbach Verlag, Breisach

http://eva-marbach.com

Umschlaggestaltung: Eva Marbach

Herstellung: Books on Demand GmbH, Norderstedt

Printed in Germany

ISBN-10: 3-938764-26-0
ISBN-13: 978-3-938764-26-8

Inhaltsverzeichnis

Gallensteine

Steine in den Gallenblase sind eine recht verbreitete Erkrankung. Bei einem Großteil der Betroffenen verursachen diese Gallensteine keinerlei Probleme. Daher müssen sie dann auch nicht behandelt werden. Man spricht auch von stummen Gallensteinen. Sie werden oft bei einer Routine-Untersuchung entdeckt.

Doch etwa ein Viertel der Gallenstein-Besitzer leidet unter Gesundheitsproblemen durch die Steine. Die Gallensteine können sich durch Verdauungsbeschwerden, drückende Oberbauchschmerzen und die überaus schmerzhaften Gallenkoliken bemerkbar machen.

Wenn die Gallensteine solche Probleme verursachen, ist es sinnvoll, sie zu behandeln, denn unbehandelt werden die Beschwerden meistens immer stärker.

Zunächst kann man verschiedene Methoden der Naturheilkunde einsetzen, um den Gallenfluss zu verbessern und die Funktion der Gallenblase zu stärken. Mit etwas Glück verschwinden die Beschwerden oder werden zumindest deutlich besser. Dann kann man die erfolgreiche Naturheilmethode weiterführen.

Auch die Schulmedizin bietet einige Möglichkeiten, die Gallensteine zu entfernen, z.B. die Stoßwellenzertrümmerung, eine endoskopische Entfernung aus den Gallengängen und eine medikamentöse Auflösung der Steine. Doch all diese Methoden haben ein sehr hohes Rückfallrisiko, das heißt, neue Steine wachsen nach.

Wenn sanfte Heilmethoden keinen Erfolg bringen, kann man sich die Gallenblase operativ entfernen lassen. Heutzutage wird meistens eine minimalinvasive laparoskopische Operations-Technik gewählt. Die meisten Betroffenen können anschließend beschwerdefrei leben. Für den modernen Lebensstil mit regelmäßiger Nahrungsversorgung wird eine Gallenblase nämlich kaum gebraucht.

Doch bei manchen Menschen funktioniert die Umstellung auf ein Leben ohne Gallenblase nicht richtig. Sie haben weiterhin Beschwerden mit der Verdauung und Schmerzen im Oberbauch. In diesem Fall spricht man vom Postcholezystekomiesyndrom. Diese Erkrankung kann man mit verschiedenen Heilmethoden erfolgreich in den Griff bekommen.

Wie und warum Gallensteine entstehen, und wie man sie behandeln kann, erfahren Sie in diesem Buch.

Wer erkrankt an Gallensteinen?

Mehr als ein Zehntel aller Menschen in den Industrieländern besitzt Gallensteine, oft ohne es zu wissen.

Nicht alle Menschen erkranken jedoch gleich häufig an Gallensteinen.

Bei Frauen treten Gallensteine etwa doppelt so oft auf wie bei Männern.

Die Wahrscheinlichkeit für die Entstehung von Gallensteinen steigt mit zunehmendem Alter deutlich an. Mit dem Alter verteilt sich auch die Häufigkeit zwischen Frau und Mann unterschiedlich. Junge Frauen haben drei bis vier mal so oft Gallensteine wie junge Männer. Im hohem Alter haben Frauen und Männer fast gleich oft Gallensteine.

Ferner werden Gallensteine durch Übergewicht begünstigt.

Im englischsprachigen Raum spricht man auch von den 6 F, die die Entstehung von Gallensteinen fördern. 6 F, weil alle begünstigenden Faktoren mit "f" beginnen:

- Family: familiäre Häufung, Erblichkeit
- Female: Frauen
- Forty: Über 40
- Fertile: Fruchtbar (mehrere Kinder)
- Fat: Übergewicht
- Fair: Blondes Haar, heller Typ

Die typische Gallenblasenpatientin ist also eine Frau in den besten Jahren, die mehrere Kinder hat, leicht übergewichtig ist und blonde Haare hat. Ihre Mutter oder Großmutter hatten auch schon Probleme mit der Gallenblase.

Doch auch junge Menschen können schon Gallensteine haben und auch bei Männern sind Gallensteine nicht selten.

Körpervorgänge in Leber und Gallenblase

Die Leber ist ein großes Organ, das sich im rechten Oberbauch befindet und große Teile davon einnimmt. Man könnte die Leber als Stoffwechselzentrale des Körpers bezeichnen, weil sie Nährstoffe chemisch so umbaut, dass der Körper sie verwerten kann. Abfallstoffe werden in der Leber entschärft, sodass sie gefahrlos ausgeschieden werden können.

Der Gallensaft

Eine weitere wichtige Aufgabe der Leber ist die Herstellung des Gallensaftes. Sie stellt davon täglich bis zu einen Liter her.

Der Gallensaft wird im Darm für die Fettverdauung benötigt. Durch den Gallensaft wird das Fett aus der Nahrung emulgiert. Das heißt, es wird in kleinste Tröpfchen zerteilt, sodass es sich mit wässrigen Flüssigkeiten verbinden kann. Erst durch die Zerlegung in feine Tröpfchen können die fettverdauenden Säfte aus der Bauchspeicheldrüse das Fett weiter verdauen. Ohne den Gallensaft würde das meiste Fett unverdaut ausgeschieden werden.

Dieser Gallensaft setzt sich aus verschiedenen Bestandteilen zusammen. Ein wesentlicher Bestandteil ist Cholesterin. Hinzu kommen Gallensäure, Bilirubin und weitere Stoffe.

Folgende Substanzen sind im Gallensaft enthalten:

- Cholesterin
- Gallensäure
- Lecithin
- Bilirubin
- Biliverdin
- Gallensalze
- Calciumcarbonat
- Enzyme
- Alkalische Phosphatasen
- Phospholipide
- Hormone
- Abfallstoffe
- Wasser

Diese Bestandteile sollten im richtigen Verhältnis zueinander stehen, damit der Gallensaft eine stabile Lösung ist. Wenn einer der Bestandteile in zu hoher Konzentration vorliegt, dann kann er auskristallisieren, wenn der Gallensaft zu konzentriert ist. So entstehen die Gallensteine.

Der fettverdauende Gallensaft wird logischerweise nur nach fetthaltigen Mahlzeiten gebraucht. Nach einer solchen Mahlzeit wird dann möglichst viel vom Gallensaft benötigt.

Die Gallenblase

Daher wird der Gallensaft, der ständig von der Leber produziert wird, in der Gallenblase zwischengespeichert. Dorthin gelangt der Gallensaft durch den Ductus hepaticus und den Ductus cysticus, den Gallengang der Leber und den Gallengang der Gallenblase.

Die Gallenblase besteht aus drei Schichten: einer inneren Schleimhautschicht (Tunica mucosa), einer Muskelschicht (Tunica muscularis), mit der sich die Gallenblase zusammenziehen kann und aus einer äußeren Bindegewebsschicht (Tunica serosa).

In der Gallenblase sammelt sich der Gallensaft bis er nach einer Mahlzeit benötigt wird. Nach und nach wird der Gallensaft in der Gallenblase eingedickt. So wird er immer konzentrierter.

Durch die zunehmend hohe Konzentration des Gallensaftes in der Gallenblase besteht auch die wachsende Gefahr, dass sich Steine bilden. Je nachdem welcher der Bestandteile des Gallensaft in besonders großer Menge vorkommt, wird im Falle der Steinbildung dieser Bestandteil zuerst ausgefällt. Es können sich also unterschiedliche Arten von Gallensteinen bilden.

Doch zurück zur normalen Funktion der Gallenblase:

Wenn fettreiche Nahrung schließlich den Dünndarm erreicht, zieht sich die Gallenblase zusammen und sorgt dafür, dass der Gallensaft durch den Ductus choledochus, den Hauptgallengang, in den Dünndarm gelangt.

Fettverdauung im Dünndarm

Ein kleiner Schließmuskel, die Vatersche Papille oder auch Papilla duodeni major genannt, verschließt den Gallengang zum Dünndarm, wenn gerade kein Gallensaft gebraucht wird. Durch die gleiche Papille wird auch der Verdauungssaft der Bauchspeicheldrüse an den Dünndarm abgegeben. Dadurch ist manchmal auch die Bauchspeicheldrüse von Problemen des Gallensystems betroffen.

Im Dünndarm angekommen, emulgiert der Gallensaft das Nahrungsfett, so wie es seine Aufgabe ist.

Außerdem wirkt der alkalische Gallensaft neutralisierend auf den Speisebrei, der durch die Magensäure sauer geworden ist. Der saure Speisebrei würde nämlich der zarten Darmschleimhaut schaden.

Weil der Gallensaft wertvolle Baumaterialien enthält, wird der größte Teil davon, etwa 90%, am Ende des Dünndarm, im Ileum, wieder resorbiert. Dadurch steht er der Leber wieder für die erneute Produktion von Gallensaft zur Verfügung.

Der Kreislauf zwischen Leber und Darm wird von Medizinern als Entero-Hepatischer-Kreislauf bezeichnet.

Der im Darm verbliebene Teil des Gallensaftes sorgt schließlich für die braune Farbe des Stuhls und wird mit ihm zusammen ausgeschieden.

Auch die Abfallstoffe, die im Gallensaft enthalten sind, werden dem Stuhl beigemischt, sodass sie ausgeschieden werden.

Auf diese Weise erfüllt der Gallensaft zwei Aufgaben im Körper. Er ermöglicht die Fettverdauung und hilft bei der Ausscheidung von Abfällen.

Beschaffenheit der Gallensteine

Die Beschaffenheit der Gallensteine hängt davon ab, welcher der Bestandteile des Gallensaftes im Verhältnis zu den anderen Bestandteilen mehr vorkommt.

Die Zusammensetzung des Gallensaftes ist aus dem Gleichgewicht geraten.

Cholesterin-Steine

Die häufigsten Gallensteine, etwa 90%, sind Cholesterin-Steine.

Sie entstehen, wenn zu viel Cholesterin beziehungsweise Cholesterol im Vergleich zu den Gallensäuren im Gallensaft enthalten ist.

Dies ist nicht etwa dann der Fall, wenn man zu viel Cholesterin mit der Nahrung zu sich nimmt, sondern wenn die Leber zu viel Cholesterin produziert. Ein hoher Cholesterinspiegel im Blut kann ein Hinweis darauf sein, dass auch der Gallensaft zu viel Cholesterin enthält.

Auch wenn zu wenig Gallensäure in der Galle enthalten ist, ist das Verhältnis zugunsten des Cholesterins verschoben.

Normalerweise liegt das Verhältnis zwischen Gallensäuren und Cholesterin bei 20:1. Wenn dieses Verhältnis unter 13:1 absinkt, können Cholesterinsteine entstehen.

Das Cholesterin ist also der erste Bestandteil des Gallensaftes, der eine so hohe Konzentration erreicht, dass er ausfällt, das heißt, dass sich Kristalle bilden.

Cholesterinsteine sind gelblich oder grünlich. Solange sie klein sind, sind sie glatt und rundlich. Wenn sie größer werden, sind sie oft mehrkantig.

Viele Gallensteinträger haben eine große Anzahl von Cholesterinsteinen in ihrer Gallenblase. Man spricht dann auch von einer Schotter-Gallenblase. Manchmal befindet sich jedoch auch nur ein einzelner Cholesterinstein in der Gallenblase, der sehr groß werden kann.

Calcium-Bilirubinat-Gallensteine

Seltener entstehen Calcium-Bilirubinat-Gallensteine. Weil sie durch das Bilirubin dunkel gefärbt sind, werden sie auch als Pigmentsteine bezeichnet.

Sie entstehen, wenn im Verhältnis zu viel Bilirubin und Calciumcarbonat im Gallensaft enthalten sind.

Die Pigmentsteine sind oft klein und hart. Sie können scharfe Zacken haben.

Durch diese scharfe Oberfläche können sie die empfindliche Schleimhaut der Gallenblase besonders reizen. Die Beschwerden sind daher bei Pigmentsteinen oft ausgeprägter als bei Cholesterinsteinen.

Calcium-Bilirubinat-Steine entstehen auch manchmal in den Gallengängen, wenn die Gallenblase entfernt wurde.

Kombinations-Gallensteine

Manche Gallensteine bestehen aus unterschiedlichen Materialien. Sie setzen sich aus mehreren Schichten zusammen.

Solche Steine deuten darauf hin, dass immer wieder verschiedene Bestandteile des Gallensaftes zu konzentriert sind.

Je nach aktuellem Überschuss lagert sich ein anderes Material auf der Oberfläche der Steine ab. So entsteht Schicht um Schicht.

Gallengries

Gallensteine sind nicht von Anfang an voll ausgewachsen.

Zu Beginn sind die Gallensteine winzige Körnchen, die im Durchmesser zwischen 0,5 und 1 Millimeter messen.

Aufgrund dieser kleinen Größe spricht man bei diesen Steinchen auch von Gallengries, weil sie an den Gries zum Kochen erinnern.

Manchmal beginnen die Gallensteine auch noch kleiner, sie sind dann wie feines Pulver. Man spricht dann auch von Schlamm oder Sludge.

Obwohl der Gallengries so klein ist, kann er erhebliche Beschwerden verursachen.

Denn die kleinen Partikel werden viel leichter mit dem Gallensaft in den Gallengang gespült als die größeren Gallensteine.

Weil sie so klein sind, bleiben Gallengries-Partikel zwar nicht so leicht im Gallengang dauerhaft stecken. Aber sie können durchaus moderate Stauungen und Krämpfe verursachen.

Die mit Gallengries verbundenen Koliken verlaufen daher eher mild, aber sie können dennoch belastend sein.

Außerdem kann die Wanderung des Gallengrieses eine Dauerreizung in den Gallenwegen verursachen. Das führt zu Dauerschmerzen und kann auch Entzündungen verursachen.

Ein Vorteil von Gallengries ist jedoch, dass er meistens relativ leicht über den Darm ausgeschieden werden kann.

Gallengangsteine

Gallensteine befinden sich nicht nur in der Gallenblase, sondern sie können auch im Gallengang sitzen. Dorthin gelangen sie meistens, wenn die Gallenblase die Steine ausspült.

Die Wanderung eines Gallensteines durch den Gallengang und die Vatersche Papille bis zum Dünndarm ist meistens mit einer Gallenkolik verbunden.

Doch die Steine können sich auch im Gallengang festsetzen und dort Dauerbeschwerden verursachen.

Wie stark die Beschwerden durch Steine im Gallengang sind, hängt unter anderem von der Größe des Steines und von seiner Oberfläche ab. Große Steine oder scharfkantige Steine verursachen naturgemäß mehr Beschwerden als kleine, glatte Steine.

Wenn der Abfluss des Gallensaftes gestört ist, kommt es zu einer Gelbsucht, die in schweren Fällen lebensbedrohlich sein kann (siehe Seite 36).

Gallengangsteine können in seltenen Fällen auch nach einer Gallenblasen-Entfernung entstehen. Daher kann es bei manchen Menschen auch nach einer Gallenblasen-Operation wieder zu Koliken kommen.

Häufig handelt es sich bei den Steinen, die nach einer Operation im Gallengang entstehen, um Calcium-Bilirubinat-Steine. Das sind dunkle Steine mit zackigen Oberfläche (siehe Seite 13).

Symptome bei Gallensteinen

Die meisten Gallensteine bleiben dauerhaft ohne Beschwerden. Daher werden sie auch als stumme Gallensteine bezeichnet. Sie werden meistens zufällig bei medizinischen Gesundheits-Checks entdeckt.

Bei stummen Gallensteinen gibt es meistens auch keine Folgeerkrankungen, wie beispielsweise Gallenblasenkrebs.

Daher braucht man beschwerdefreie Gallensteine nicht zu behandeln. Man kann sie weitgehend ignorieren. Beim Gesundheits-Check sollte man sie jedoch immer mal wieder per Ultraschall überprüfen lassen.

Bei etwa einem Viertel der Gallensteinträger kommt es aber zu mehr oder weniger starken Beschwerden.

Die Beschwerden können sehr unterschiedlich ausfallen und auch unterschiedlich schwer verlaufen. Manchmal ziehen sich die Beschwerden über viele Jahre hin, teilweise mit langen Pausen, bis man sich eines Tages entscheidet, sich die Gallenblase operativ entfernen zu lassen.

Gallenkolik

Eine Gallenkolik ist für viele Gallensteinbesitzer das erste Erlebnis, das sie mit ihren Gallensteinen haben. Wenn die Gallensteine nicht bei einer Routineuntersuchung entdeckt wurden, weiß man normalerweise gar nicht, dass man welche hat.

Daher kann die erste Gallenkolik wie aus heiterem Himmel auftreten.

Meistens beginnt sie nach einer schweren Mahlzeit, manchmal aber auch ohne Zusammenhang zum Essen.

Im rechten Oberbauch kommt es zu starken Schmerzen. Die Schmerzen schwellen teilweise in Wellen an und ab und sind kaum auszuhalten.

Bei starken Kolikschmerzen ist es sinnvoll, sich in ein Krankenhaus fahren zu lassen. Dort können nicht nur die Schmerzen gelindert werden, sondern die Ärzte können auch herausfinden, was die genaue Ursache für die Schmerzen ist.

Da die Gallenkolik ein umfangreiches Thema ist, gibt es darüber ein extra Kapitel ab Seite 24.

Oberbauchschmerzen

Bei manchen Menschen mit Gallensteinen kommt es nicht zu spektakulären Koliken, sondern zu wiederkehrenden schwachen bis mittelstarken

Schmerzen im rechten Oberbauch. Oft ist auch nicht einmal deutlich zu spüren, dass die Schmerzen im rechten Oberbauch sitzen, so unspezifisch sind sie.

Die Oberbauchschmerzen stehen bei manchen der Betroffenen mit schweren Mahlzeiten in Verbindung. Bei anderen treten die Schmerzen völlig unabhängig von Mahlzeiten auf, bei wieder anderen verstärken sie sich, wenn man wenig isst.

Oberbauchschmerzen infolge von Gallensteinen können manchmal auch durch verstärkte körperliche Aktivität, z.B. Sport, ausgelöst werden.

Wenn man bisher nichts von seinen Gallensteinen weiß, kommt man häufig gar nicht auf die Idee, dass die sporadischen oder dauerhaften Schmerzen mit der Gallenblase zu tun haben könnten.

Oft wird stattdessen ein Reizdarm-Syndrom vermutet oder ein Magengeschwür oder eine andere der Krankheiten, die zur Zeit in aller Munde sind. Selbst die Ärzte brauchen oft geraume Zeit und viele Untersuchungen, bis sie die Gallensteine entdecken, weil sie nicht danach suchen.

Sobald man über seine Gallensteine Bescheid weiß, kann man sie behandeln. Häufig reicht eine einfache Behandlung mit pflanzlichen Präparaten aus, um die Beschwerden deutlich zu verringern oder für Jahre verschwinden zu lassen.

Verdauungsbeschwerden - Gallenschwäche

Typisch für Gallensteine sind Verdauungsbeschwerden, vor allem nach fettreichen oder großen Mahlzeiten.

Solche Verdauungsbeschwerden treten jedoch nur bei einigen Gallensteinbesitzern auf.

Nach einer schweren Mahlzeit kommt es bei den Betroffenen zu unspezifischen Schmerzen im Oberbauch, zu Blähungen, Bauchkrämpfen und oft auch zu Durchfall.

Auch blähende Nahrungsmittel werden oft schlecht vertragen. Das betrifft beispielsweise Kohlarten und Zwiebeln (Siehe auch "Ernährung" ab Seite 85).

Manche Menschen vertragen auch Kaffee sehr schlecht.

Einige der Betroffenen haben nach fast jeder Mahlzeit Beschwerden, andere nur hin und wieder.

Wenn sanfte Heilmethoden, wie beispielsweise Kräuter, nicht dagegen helfen, sollte man sich überlegen, ob man die Gallenblase entfernen lässt. In den meisten Fällen verschwinden die Beschwerden dadurch.

Wann zur Arzt?

Wenn man den Verdacht hat, dass man Gallensteine hat, sollte man zum Arzt gehen.

Der Arzt kann mit einem Ultraschallgerät herausfinden, ob sich Gallensteine in der Gallenblase befinden oder nicht.

Auch wenn man von seiner ersten Gallenkolik überrascht wird, ist ein Arztbesuch angesagt. Wenn die Kolik sehr schmerzhaft ist, lässt man sich am besten gleich in ein Krankenhaus fahren. Wenn die Kolik so verläuft, dass man sie zu Hause durchstehen kann, sollte man am nächsten Tag zu einem Arzt fahren.

Wenn man Bescheid weiß, dass man Gallensteine hat, kann man bei Bedarf zum Arzt gehen. Der Arzt kann bei der Wahl der Behandlungsmöglichkeiten helfen.

Bei der Entscheidung für oder gegen eine Gallenblasen-Operation sollte man sich Unterstützung von seinem Arzt holen. Letztlich ist es auch der Arzt, der die Überweisung für die Operation schreiben muss.

Ursachen für Gallensteine

Für Gallensteine gibt es keine einzelne Ursache, sondern eine ganze Reihe von Faktoren, die die Entstehung von Gallensteinen fördern.

Folgende ursächlich wirkenden Faktoren sind für die Gallenstein-Entstehung bekannt:

- Familiäre Belastung
- Übergewicht
- Schwangerschaft
- Mittleres oder höheres Alter
- Frauen
- Hoher Cholesterinspiegel
- Fasten
- Sehr fettarme Ernährung
- Schnelle Gewichtsabnahme (strenge Diät)
- Fettreiche Ernährung
- Wenig Bewegung
- Verstopfung
- Diabetes mellitus
- Morbus Crohn
- Leberzirrhose
- Gelbsucht durch Blutzerfall (Hämolytischer Ikterus)
- Überfunktion der Nebenschilddrüse
- Nach Dünndarmoperationen
- Manche Medikamente (z.B. Pille)

Angeborene Neigung

Die Basis der zahlreichen Gallenstein fördernden Faktoren ist eine angeborene Neigung zu Gallensteinen. Oft treten Gallensteine in einer Familie gehäuft auf.

Forscher haben eine Genveränderung entdeckt, die ein erhöhtes Risiko für die Entstehung von Gallensteinen bewirkt. Weitere dieser Genmutationen stehen in Verdacht.

Fettstoffwechsel-Probleme

Einige der Ursache kann man als Probleme des Fettstoffwechsels zusammenfassen oder zumindest als Ungleichgewicht beim Fettstoffwechsel.

- Übergewicht
- Hoher Cholesterinspiegel
- Fasten
- Sehr fettarme Ernährung
- Schnelle Gewichtsabnahme (strenge Diät)
- Fettreiche Ernährung

Die Tatsache, dass sowohl eine fettreiche als auch eine sehr fettarme Ernährung die Entstehung von Gallensteinen fördern kann, scheint auf den ersten Blick paradox. Doch dieser scheinbare Widerspruch lässt sich leicht erklären.

Wenn man viel Fett zu sich nimmt, dann produziert die Leber viel Gallensaft. Durch die erhöhte Produktion an Gallensaft befindet sich auch mehr Gallensaft in der Gallenblase, sodass einer erhöhte Möglichkeit zur Bildung von Gallensteinen besteht.

Eine sehr fettarme Ernährung, eine strenge Diät oder gar Fasten wirkt sich völlig anders aus. Wenn man kaum Fett zu sich nimmt, dann wird nur sehr wenig Gallensaft gebraucht. Der Gallensaft verbleibt dann in der Gallenblase und wird immer weiter eingedickt. Dadurch entstehen vermehrt Gallensteine.

Bei Übergewicht besteht häufig ein erhöhter Cholesterinspiegel, was ein weiterer gallensteinfördernder Faktor ist. Der erhöhte Cholesterinspiegel im Blut ist jedoch keine Ursache für die Gallensteine, sondern nur ein Hinweis. Der hohe Cholesterinspiegel entsteht, wenn die Leber zu viel Cholesterin produziert. Diese überreichliche Cholesterin ist im Blut zu finden und auch im Gallensaft. Durch den erhöhten Cholesterinanteil im Gallensaft kommt es vermehrt zu Gallensteinen.

Hoher Östrogenspiegel oder Östrogen-Dominanz

Eine weitere Reihe von Gallenstein-Ursachen hängt mit einem hohen Östrogenspiegel zusammen. Auch ein Ungleichgewicht zwischen Progesteron und Östrogen zugunsten des Östrogens kommt in Frage. In diesem Fall spricht man von einer Östrogendominanz, weil das Östrogen eine dominante Wirkung hat.

Folgende gallensteinfördernde Faktoren hängen mit einem hohen Östrogenspiegel oder mit einer Östrogen-Dominanz zusammen:

- Frauen
- Schwangerschaft

- Pillen-Einnahme
- Fruchtbarkeit
- Blonder Hauttyp
- Über 40 (Beginn der Wechseljahre)

Teilweise sind diese Faktoren unveränderlich, beispielsweise, dass man eine Frau ist und blonde Haare hat. Eine Schwangerschaft will man normalerweise gar nicht ändern, selbst wenn dadurch Gallensteine wachsen. Doch die Pille kann man absetzen, wenn man erkennt, dass dadurch Gallensteine entstehen.

Zu Beginn der Wechseljahre sinkt meistens erst der Progesteronspiegel und erst viel später auch der Östrogenspiegel. Daher kommt es für einige Jahre zu einer Östrogen-Dominanz. Mithilfe von Mönchspfeffer-Präparaten oder mit einer Progesteron-Creme kann man diesen Zustand lindern. Dadurch bessern sich nicht nur eventuelle Wechseljahrsbeschwerden, sondern auch das Wachstum der Gallensteine wird verringert.

Weitere Informationen über Östrogen-Dominanz und Behandlungsmöglichkeiten finden Sie auf der Webseite mit Buch:

- www.oestrogen-dominanz.de

Darmerkrankungen

Einige Darmerkrankungen stehen ursächlich im Zusammenhang mit Gallensteinen.

- Morbus Crohn
- Nach Dünndarmoperationen
- Verstopfung

Bei Morbus Crohn oder nach einer Dünndarmoperation werden die Gallensäuren nicht mehr vom Dünndarm resorbiert. Stattdessen wird die Gallensäure mit dem Stuhl ausgeschieden.

Es kommt zum Gallensäureverlust-Syndrom (siehe Seite 44), weil die Gallensäure für den Körper verloren geht. Die Leber muss also sehr viel Gallensäure produzieren, um diesen Verlust auszugleichen. Daher kommt es im Gallensaft häufig zu einem Ungleichgewicht zwischen Cholesterin und Gallensäuren. Die Folge ist die Entstehung von Gallensteinen.

Inwieweit auch die Verstopfung eine echte Ursache für Gallensteine ist, ob sie möglicherweise eine Folge der Gallenprobleme ist, oder ob beide gemeinsame Ursachen haben, ist nicht vollständig geklärt.

Diagnose der Gallensteine

Gallensteine werden meistens mithilfe von Ultraschall entdeckt. Die Steine sind im Ultraschall gut sichtbar.

Da viele Ärzte heutzutage Ultraschallgeräte in ihrer Praxis haben, können die Gallensteine oft schon vom Hausarzt diagnostiziert werden.

In vielen Fällen werden die Steine zufällig bei einer Routineuntersuchung entdeckt.

Bei anderen Menschen wird aufgrund von Beschwerden oder nach einer Kolik per Ultraschall nach Gallensteinen gesucht.

Weil eine Ultraschall-Untersuchung schmerzlos und unkompliziert ist, kann man die Steine regelmäßig kontrollieren, um ihre Entwicklung zu verfolgen.

Zusätzlich zur Ultraschalluntersuchung kann man eine Blutuntersuchung durchführen, um einen Überblick über die Leberwerte zu bekommen. Auch eine Entzündung der Gallenblase kann mithilfe von Blutwerten festgestellt werden.

Außerdem sollte der Bauch abgetastet werden, ob es besonders schmerzempfindliche Stellen oder Verhärtungen gibt.

Bei einer Röntgenuntersuchung sind Gallensteine normalerweise nicht sichtbar. Deshalb braucht man ein Kontrastmittel, um die Steine indirekt sichtbar zu machen. Eine solche Untersuchung ist jedoch erheblich aufwendiger als eine Ultraschalluntersuchung und nur sinnvoll, wenn man besondere Situation feststellen will, beispielsweise Steine oder Veränderungen in den Gallengängen.

Für besonders komplizierte Fälle eignet sich auch eine Computertomographie (CT), eine Magnetresonanztomographie (MRT), eine magnetresonanztomographische Cholangio-Pankreatographie (MRCP) oder eine Perkutane transhepatische Cholangiographie (PTC). All diese Methoden sind sehr aufwendig und teuer und nur dann sinnvoll, wenn in komplizierten Fällen eine Diagnose mit einfacheren Mitteln nicht möglich ist.

Mithilfe eines Endoskops kann man eine Endoskopisch-retrograde Cholangiopankreatikographie (ERCP) durchführen. Steine, die sich im Gallengang befinden, können mit dieser Methode auch entfernt werden (siehe Seite 52).

Differentialdiagnose

Bei Oberbauch-Beschwerden oder gar Koliken muss nicht nur die Gallenblase untersucht werden, ob sich darin Steine befinden.

Man muss auch unbedingt ausschließen, ob die Beschwerden durch andere Krankheiten verursacht sein könnten.

Selbst wenn Gallensteine vorliegen, müssen sie nicht zwangsläufig die Verursacher von allen Arten von Oberbauchbeschwerden sein.

Je nachdem, wie sich die Beschwerden äußern, können neben Gallensteinen unterschiedliche Krankheiten als Ursache in Frage kommen.

Bei sehr starken, kolikartigen Schmerzen im Oberbauch, eventuell mit Ausstrahlung in den Rücken, sind außer Gallensteinen unter anderem folgende Ursachen denkbar:

- Akute Gallenblasenentzündung (siehe Seite 28)
- Magenkrämpfe
- Magengeschwür
- Reizmagen
- Refluxkrankheit
- Zwölffingerdarmgeschwür
- Reizdarm
- Bauchspeicheldrüsenentzündung
- Hexenschuss
- Herzinfarkt
- Bauchfellentzündung
- Morbus Crohn
- Darmverschluss
- Blinddarmentzündung (meistens eher Unterbauchschmerzen)
- Eileiterschwangerschaft (meistens eher Unterbauchschmerzen)

Bei dauerhaften Oberbauchschmerzen leichter oder mittlerer Stärke sollte man auch an folgende Erkrankungen denken:

- Magenschleimhautentzündung
- Magengeschwür
- Reizmagen
- Refluxkrankheit
- Zwölffingerdarmgeschwür
- Reizdarm
- Morbus Crohn

Bei Verdauungsstörungen und Unverträglichkeiten im Zusammenhang mit den Mahlzeiten kann man an folgende Alternativ-Ursachen denken:

- Magen-Darm-Infektion
- Magengeschwür
- Reizmagen
- Refluxkrankheit
- Zwölffingerdarmgeschwür
- Reizdarm
- Morbus Crohn
- Colitis ulcerosa
- Gallensäure-Verlust-Syndrom (siehe Seite 44)
- Laktose-Unverträglichkeit
- Fructose-Unverträglichkeit
- Andere Unverträglichkeiten

Insbesondere bei unspezifischen Bauchschmerzen und Unverträglichkeiten kann auch eine Kombination mehrerer Ursachen vorliegen.

Es können beispielsweise die Gallensteine sein, die Beschwerden nach Fettverzehr verursachen und eine Fructose-Unverträglichkeit, die zu Problemen nach Obstverzehr führen.

Alle anderen Kombinationen sind natürlich auch denkbar.

Eine genaue Differentialdiagnose, so nennt man die Suche nach alternativen Ursachen, ist jedoch oft sehr aufwendig und wird heutzutage von den Krankenkassen oft nicht bezahlt. Wenn Gallensteine gefunden werden, werden diese daher oft als alleinige Ursache der Beschwerden identifiziert, was in den meisten Fällen auch zutrifft.

Wenn jedoch nach einer Gallenblasenentzündung die Beschwerden weiterhin bestehen, sollte man einerseits an ein Postcholezystektomie-Syndrom (siehe Seite 134) und anderseits an andere Krankheitsursachen denken.

Weitere Gallenerkrankungen

Die meisten anderen Erkrankungen der Gallenblase stehen in einem mehr oder weniger engen Zusammenhang mit Gallensteinen.

Gallenkolik

Eine Gallenkolik ist meistens ein hochdramatisches Ereignis im Leben eines Gallenstein-Besitzers.

Bei einer Gallenkolik wandern ein oder mehrere Gallensteine aus der Gallenblase in den Gallengang und von dort aus in den Dünndarm. Der Weg durch den Gallengang gestaltet sich meistens etwas schwierig und sehr schmerzhaft.

Oft beginnt eine Gallenkolik nach einer schweren, fettreichen Mahlzeit. Manchmal beginnt sie jedoch auch aus heiterem Himmel ohne schwere Mahlzeit, bevorzugt zu nächtlicher Stunde.

Schmerzen bei einer Gallenkolik

Starke Schmerzen beginnen plötzlich oder schleichend, meistens im Oberbauch. Den Schmerzen kann Völlegefühl und Drücken im Oberbauch vorangehen.

Oft nimmt man die Schmerzen klassisch unter dem rechten Rippenbogen wahr, manchmal auch unspezifisch mitten im Bauch. Die Schmerzen können auch in den Rücken ausstrahlen, sodass man manchmal einen Hexenschuss vermuten kann. Die Schmerzwahrnehmung ist häufig in andere Gegenden des Rumpfes als den Ort der Gallenblase verschoben, weil die betroffenen Nerven den gesamten Bauchraum versorgen. Beim Einatmen schmerzt es oft besonders, weil es durch die zusätzliche Luft enger im Bauchraum wird.

Typisch für Gallenkolik-Schmerzen ist ein wellenartiger Anstieg und wieder Abschwellen der Schmerzen, fast ähnlich wie bei einer Geburt. Diese wehenähnlichen Schmerzen hängen damit zusammen, dass sich Gallenblase und Gallengang immer wieder zusammenziehen, um den Gallenstein auszutreiben. Auch die Intensität der Schmerzen ist häufig mit der Intensität von Geburtsschmerzen vergleichbar.

Wegen der starken Schmerzen besteht bei den Betroffenen oft ein starker Drang, sich zu bewegen. Manche gehen auf und ab, andere sitzen im Bett und wiegen den Oberkörper hin und her. Diese Bewegungen sind durchaus sinnvoll, denn sie helfen dabei, den Gallenstein auszutreiben.

Der Bewegungsdrang stellt auch ein Unterscheidungsmerkmal zu anderen schmerzintensiven Oberbauch-Erkrankungen dar. Bei einer akuten Gallenblasenentzündung oder bei einer Bauchspeicheldrüsenentzündung verharrt man meistens ruhig in einer Schonhaltung.

Eine Gallenkolik dauert normalerweise zwischen 15 Minuten und 5 Stunden.

Weitere Symptome bei einer Gallenkolik

Eine Gallenkolik ist nicht nur mit Schmerzen verbunden, sondern manchmal auch mit anderen Beschwerden.

Folgende Beschwerden sind typisch bei einer Gallenkolik:

- Völlegefühl
- Blähungen
- Aufstoßen
- Übelkeit
- Erbrechen

Was tun bei einer Gallenkolik?

Das richtige Verhalten bei einer Gallenkolik hängt davon ab, wie stark die Schmerzen sind und ob man Bescheid weiß, was gerade passiert oder von den Ereignissen überrascht ist.

Wenn die Schmerzen sehr stark sind, kaum aushaltbar, sollte man unbedingt den Notarzt kommen lassen oder sich ins Krankenhaus fahren lassen.

Im Krankenhaus erhält man dann meistens krampflösende Mittel und starke Schmerzmittel, sodass die Schmerzen nachlassen. Im günstigen Fall wird man außerdem gründlich untersucht, woher die Schmerzen kommen. Bei einem bekannten Gallensteinleiden fällt diese gründliche Untersuchung meistens weg.

Wenn man mit schmerz- und krampfstillenden Mitteln ausgestattet ist, kann man eine moderate Kolik auch zu Hause durchstehen. Dies gelingt vor allem, wenn man frühzeitig mit der Selbstbehandlung beginnt.

Nachdem die Kolik überwunden ist, sollte man jedoch seinen Hausarzt oder Internisten aufsuchen, vor allem, wenn es die erste Gallenkolik war. Bei wiederholten Koliken stellt sich auch die Frage, ob man die Gallenblase entfernen lassen sollte. Nach einer Gallenblasen-Operation hat man normalerweise keine weiteren Koliken mehr.

Behandlung einer Gallenkolik

Bei der Behandlung einer Gallenkolik steht die Linderung der starken Schmerzen im Vordergrund.

Dazu werden in erster Linie krampflösende Medikamente eingesetzt. Zur weiteren Schmerzlinderung werden zusätzlich auch Schmerzmittel bei Gallenkoliken gegeben (siehe Seite 48).

Fast ebenso gut wie krampflösende Medikamente hilft eine einfache Wärmflasche gegen die Kolikschmerzen (siehe Seite 77). Am besten kombiniert man sie mit den Medikamenten.

Auch ein entkrampfender Kräutertee kann bei einer Gallenkolik lindernd wirken. Dazu eignet sich vor allem ein Fencheltee, weil er entkrampfend wirkt. Alternativ können Sie sich auch eine Teemischung aus krampflösenden Kräutern zusammenstellen (siehe Seite 63).

Während der Gallenkolik sollte man nichts essen. Am besten wartet man nach Abklingen der Kolik bis zu 24 Stunden, bis man wieder etwas isst. Wenn man Hunger und Appetit hat, kann man leicht verdauliche Nahrungsmittel essen, sobald die Kolik aufgehört hat.

Wenn man schon eine Gallenkolik hatte und weiß, dass wieder eine auftreten kann, rüstet man seine Hausapotheke am besten mit den benötigten Mitteln, Kräutertees und einer Wärmflasche aus. Dann ist man bei einer erneuten Kolik gut vorbereitet und kann sie schon in frühem Stadium lindern. Mit etwas Glück verläuft die Kolik dann so leicht, dass man zu Hause bleiben kann.

Folgen einer Gallenkolik

Die starken Schmerzen einer Gallenkolik sind meistens nach einigen Stunden ausgestanden.

Doch die Gallenwege sind durch die Wanderung des Gallensteines noch für ein paar Tage gereizt und schmerzen etwas.

Nach der eigentlichen Kolik können also noch für eine Weile leichte bis moderate Schmerzen unter dem rechten Rippenbogen bestehen. Auch das Liegen auf der rechten Seite kann unmöglich sein, weil dadurch erneute Schmerzen auftreten.

Diese Beschwerden kann man mithilfe einer Wärmflasche und geeigneten Kräutertees lindern. Auch gallenstärkende Fertigpräparate kann man einsetzen.

Wenn die Beschwerden nach einer Gallenkolik länger als ein paar Tage andauern, sollte man zum Arzt gehen und abklären lassen, ob eventuell eine Gallenblasenentzündung vorliegt.

Komplikationen einer Gallenkolik

Nicht jede Gallenkolik verläuft am Ende glimpflich. Es kann auch zu Komplikationen kommen, die mitunter sogar lebensbedrohlich sein können.

Gelbsucht wegen Blockade des Gallengangs

Nicht immer gelingt es dem wandernden Gallenstein, erfolgreich in den Darm zu wandern.

Manchmal bleibt er im Gallengang oder vor der Vaterschen Papille stecken. Der Kolikschmerz hört nicht mehr auf.

Zusätzlich kann der Gallenfluss dadurch blockiert werden, sodass sich der Gallensaft zurück staut.

Die Folge einer solchen Gallenstauung ist eine Gelbsucht. Solch eine Gelbsucht wird von den Medizinern Ikterus genannt (siehe Seite 36).

Zuerst verfärbt sich das Weiße der Augen und wird gelblich. Später wird die gesamte Haut gelb. Außerdem kommt es zu starkem Juckreiz. Häufig tritt auch Stuhlverhaltung auf. Falls man Stuhlgang haben kann, ist der Stuhl hell entfärbt, weil der Gallensaft fehlt.

Eine Gallenstauung kann lebensbedrohlich werden, zumal die fortdauernden Schmerzen ein großes Problem darstellen.

Auf jeden Fall muss eine kolikbedingte Gelbsucht im Krankenhaus behandelt werden.

Eine häufige Maßnahme ist die operative Entfernung des festsitzenden Gallensteines mithilfe einer Endoskopisch-retrograden Cholangiopankreatikographie (ERCP).

Akute Gallenblasenentzündung

Nach einer Gallenkolik kann sich eine akute Gallenblasen-Entzündung entwickeln. Dies geschieht, wenn die Gallenblase durch die Kolik so stark gereizt ist, dass sie sich entzündet.

Eine Gallenblasenentzündung ist mit starken Schmerzen verbunden. Häufig kommt es auch zu Fieber und manchmal zu Schüttelfrost. Es kann auch zu Verdauungsbeschwerden kommen.

Wenn nach einer Kolik die Schmerzen nicht mehr aufhören oder kaum besser werden, sollte man unbedingt Fieber messen, sofern man zu Hause ist.

Bei fortdauernden Schmerzen nach einer Gallenkolik sollte man unbedingt schnellstmöglich einen Arzt aufsuchen oder sich ins Krankenhaus fahren lassen.

Manchmal wird die entzündete Gallenblase sofort operativ entfernt.

In anderen Fällen wird die Gallenblasenentzündung mit Antibiotika behandelt und erst operiert, wenn sich die Entzündung zurück gebildet hat.

Mehr über Gallenblasenentzündungen erfahren Sie ab Seite 28.

Bauchspeicheldrüsen-Entzündung - Pankreatitis

Durch eine schwere Gallenkolik kann auch die Bauchspeicheldrüse in Mitleidenschaft gezogen werden.

Die Vatersche Papille, durch die der Gallensaft in den Darm gelangt, stellt nämlich auch den Ausgang für die Bauchspeicheldrüse dar.

Bei einer Blockade dieser Papille kann sich der Verdauungssaft der Bauchspeicheldrüse zurück stauen und eine Bauchspeicheldrüsen-Entzündung hervorrufen.

Eine Entzündung der Bauchspeicheldrüse ist eine sehr gefährliche Krankheit, die lebensbedrohlich werden kann.

Sie muss unbedingt in einem Krankenhaus behandelt werden.

Gallenblasenentzündung - Cholezystitis

Eine Entzündung der Gallenblase ist eine häufige Folge von Gallensteinen. Wie auch bei den Gallensteinen sind Frauen etwa doppelt so häufig von einer Gallenblasenentzündung betroffen wie Männer.

Über 90% aller Gallenblasenentzündungen werden durch Gallensteine verursacht.

Aber auch andere Ursachen können zu einer Gallenentzündung führen.

Hier eine Liste typischer Ursachen von Gallenblasenentzündungen:

- Gallensteine (90% - 95%)
- Bakterielle Infektionen, z.B. Escherichia coli, Enterokokken, Salmonellen, Scharlach, Staphylokokken

- Entzündungen anderer Organe im Bauch
- Als Folge von Bauchoperationen
- Stumpfe Verletzungen des Bauchraums
- Polypen
- Gallenblasentumoren
- Spulwürmer
- Fehlbildungen der Gallenblase
- koronare Herzkrankheit
- Sehr große Mahlzeiten
- Stress

Wenn eine Gallenblasenentzündung durch Verletzungen oder Operationen verursacht wird, nennt man das auch "Stressgallenblase". Mit der stressbedingten Reizgallenblase hat die Stressgallenblase jedoch nichts zu tun.

Akute Gallenblasenentzündung

Eine akute Gallenblasenentzündung ist sehr schmerzhaft und kann häufig mit Fieber einhergehen.

Da eine akute Gallenblasenentzündung lebensbedrohliche Komplikationen haben kann, muss sie unbedingt ärztlich behandelt werden. Mit einer schweren Gallenblasenentzündung muss man im Krankenhaus liegen.

Symptome einer akuten Gallenblasenentzündung

Häufig beginnt eine akute Gallenblasenentzündung im Anschluss an eine Gallen-Kolik. Die Kolikschmerzen verschwinden dann nicht, sondern werden nur geringfügig besser.

In anderen Fällen beginnt eine akute Gallenblasenentzündung ohne Kolik. Die Schmerzen beginnen plötzlich oder steigern sich allmählich.

Die Schmerzen bei einer akuten Gallenblasenentzündung sind meistens stark. Oft fühlen sie sich brennend oder stechend an. In den meisten Fällen ist das Zentrum des Schmerzes gut unter dem rechten Rippenbogen zu lokalisieren. Die Schmerzen strahlen möglicherweise in den Bauchraum, zum Schulterblatt oder in den Rücken aus.

Bei einer ärztlichen Untersuchung des Bauchraums kann der Arzt mithilfe des Murphy-Zeichens feststellen, dass es sich bei den Schmerzen um eine Gallenblasenentzündung handelt. Beim Murphy-Zeichen muss der Patient einatmen. Währenddessen drückt der Arzt unter dem rechten Rippenbogen in den Bauch. Bei einer Gallenblasenentzündung drückt die Gallenblase durch diese Untersuchung gegen die untersuchenden Finger. Dadurch kommt es zu Druckschmerz. Der Patient gibt Schmerzlaute von sich oder stoppt abrupt die Einatmung.

Außer Schmerzen können bei einer Gallenblasenentzündung noch weitere Symptome auftreten:

- Fieber
- Schüttelfrost
- Blähungen
- Verstopfung
- Übelkeit
- Erbrechen

Wenn Fieber auftritt, ist dies ein Zeichen dafür, dass Bakterien im Spiel sind.

Eine akute Gallenblasenentzündung aufgrund von Gallensteinen wird meistens durch die ständige Reizung des Gallenblasenschleimhaut und durch eine eventuelle Überfüllung der Gallenblase ausgelöst. Bakterien spielen zunächst keine Rolle. Doch durch die Vatersche Papille und den Gallengang können aus dem Darm Bakterien aufsteigen, die sich in der bereits entzündeten Gallenblase gut vermehren können.

Komplikationen einer akuten Gallenblasenentzündung

Bei einer akuten Gallenblasenentzündung kann es zu gefährlichen Komplikationen kommen. Daher gehört sie unbedingt in die Hand eines erfahrenen Arztes.

Besonders gefürchtet ist der Gallenblasen-Durchbruch, auch Gallenblasenruptur oder Gallenblasen-Perforation genannt. Er ist vergleichbar mit einem Blinddarmdurchbruch. Es handelt sich also um eine lebensbedrohliche Situation.

Beim Durchbruch der entzündeten Gallenblase reißt die Gallenwand. Der Inhalt der Gallenblase, der aus Gallensaft und Eiter besteht, entleert sich in die Bauchhöhle. Dort verursacht er eine Bauchfellentzündung und Entzündungen der anderen Bauchorgane.

Bei einem Gallenblasendurchbruch muss sofort operiert werden.

Doch leider hat der Gallenblasendurchbruch eine fatale Eigenschaft. Sobald die Gallenblase platzt, lässt der Schmerz deutlich nach. Das liegt daran, dass der Druck in der Gallenblase verschwindet, weil der Inhalt sich in den Bauchraum entleert. Wenn man bereits im Krankenhaus liegt, ist dieses Phänomen normalerweise bekannt und auf den nachlassenden Schmerz wird dann sofort mit lebensrettenden Maßnahmen reagiert.

Doch wenn man mit seiner Gallenblasenentzündung zu Hause im Bett liegt, freut man sich wahrscheinlich über den verschwundenen Schmerz und kommt nicht auf die Idee, den Notarzt zu rufen. Daher kann es bei einer Gallenblasenruptur durchaus zu Todesfällen kommen.

Eine weitere Komplikation einer akuten Gallenblasenblasenentzündung ist eine Gelbsucht, die durch einen Rückstau der Galle verursacht wird. Wenn ein Gallenstein im Gallengang feststeckt und den Gallenstau verursacht, sollte er sofort endoskopisch per ERCP entfernt werden.

Eine akute Gallenblasenentzündung kann auch auf die Bauchspeicheldrüse übergreifen. Dann entzündet sich auch die Bauchspeicheldrüse (Pankreatitis), eine lebensbedrohliche Erkrankung.

In seltenen Fällen können die Bakterien bei einer akuten Gallenblasenentzündung auch in das Blut übergehen. Dann kommt es zu einer Sepsis (Blutvergiftung). Eine Sepsis ist eine lebensgefährliche Erkrankung, die auch heute noch oft mit dem Tod endet.

Behandlung einer akuten Gallenblasenentzündung

Eine akute Gallenblasenentzündung ohne Fieber wird normalerweise mit Bettruhe und lindernden Medikamenten behandelt. Gegen schmerzhafte Krämpfe der Gallenblase gibt man krampflösende Mittel und wenn dann noch Schmerzen bestehen, zusätzlich Schmerzmittel (siehe Seite 48).

Anders als bei den meisten anderen Gallenerkrankungen sollte man bei einer akuten Entzündung keine Wärmflasche geben. Zu viel Wärme könnte die Entzündung nämlich weiter anheizen.

Auch galletreibende Kräuter sind bei einer Gallenblasenentzündung nicht geeignet. Besser sind krampflösende und entzündungshemmende Kräuter, wie beispielsweise Fenchel oder Kamille (siehe Seite 64).

Wenn Fieber auftritt, sollte man die akute Gallenblasenentzündung mit Antibiotika behandeln.

In schweren Fällen sollte die akute Gallenblasenentzündung im Krankenhaus behandelt werden.

Wenn ein Gallensteinleiden so weit fortgeschritten ist, dass es zu einer akuten Gallenblasenentzündung kommt, sollte die Gallenblase entfernt werden.

Bei einem normalen Verlauf wartet man mit der Operation jedoch ab, bis die Entzündung wieder vorbei ist. Eine Operation bei akuter Entzündung führt nämlich häufiger zu Problemen als eine Operation ohne Entzündung.

Doch wenn bei der Entzündung Komplikationen drohen oder bereits aufgetreten sind, wird meistens sofort operiert. In diesen Fällen wird auch heute noch meistens mit einem klassischen Bauchschnitt operiert und nicht minimalinvasiv mit Bauchspiegelung.

Chronische Gallenblasenentzündung

Eine chronische Gallenblasenentzündung kommt sehr häufig vor, wenn man Gallensteine besitzt.

Häufig ist den Betroffenen gar nicht bewusst, dass sie eine chronische Gallenblasenentzündung haben.

Eine chronische Gallenblasenentzündung äußert sich durch Schmerzen im Oberbauch, die leicht bis mittelstark sein können. Die Schmerzen können sich drückend, stechend oder bohrend anfühlen.

Bei manchen der Betroffenen äußern sie sich als Dauerschmerz, bei anderen kommt es schubweise zu Schmerzen.

Fieber besteht bei einer chronischen Gallenblasenentzündung meistens nicht. Auch die Entzündungswerte im Blut sind nicht zuverlässig erhöht.

Ob es sich bei Oberbauchschmerzen durch Gallensteine um eine chronische Gallenblasenentzündung oder nur um eine Reizung handelt, lässt sich oft kaum eindeutig sagen. Erst wenn die Gallenblase operativ entfernt und untersucht wurde, kann man im Nachhinein feststellen, dass eine chronische Entzündung vorlag.

Eine chronische Gallenblasenentzündung wird normalerweise zusammen mit den Gallensteinen behandelt.

Man kann die Gallenblase und die Gallenfunktion durch Kräuter und andere Naturheilmethoden stärken (siehe ab Seite 54).

Eine Wärmflasche hilft oft gegen die Schmerzen.

Wenn eine chronische Gallenblasenentzündung über einen längeren Zeitraum hinweg besteht, sollte man sich die Gallenblase entfernen lassen.

Nach langjähriger Entzündung verändert sich die Gallenblase so, dass sie Kalk einlagert und starr wird. Man spricht dann von einer Porzellangallenblase (siehe Seite 38). Solch eine Porzellangallenblase sollte unbedingt operiert werden, weil sich daraus ein Gallenblasenkrebs entwickeln kann.

Gallengangsentzündung - Cholangitis

So wie sich die Gallenblase entzünden kann, können sich auch die Gallengänge entzünden. Solch eine Entzündung kann sowohl den großen Gallengang in Darmnähe betreffen, als auch die kleinen feinverästelten Gallengänge in der Leber, wo der Gallensaft aus der Leber kommt.

Die Entzündung der Gallengänge kann daher auf die Leber übergehen. Eine Gallengangsentzündung kann auch zusammen mit einer Gallenblasen-Entzündung auftreten.

Akute Cholangitis

Eine akute Cholangitis wird meistens durch aufgestauten Gallensaft infolge von festsitzenden Gallensteinen verursacht. Auch Tumore, Parasiten, Narben oder angeborene Gallengangsanomalien können den Gallensaft aufstauen.

Bei einer akuten Cholangitis kommt es meistens auch noch zu einer Infektion durch Bakterien, die aus dem Darm aufsteigen.

Manchmal werden die Bakterien auch während einer ERCP, einer endoskopischen Untersuchung der Gallensteine, vom Darm in den Gallengang gebracht.

Eine akute Cholangitis ist meistens durch drei charakteristische Symptome gekennzeichnet.

Diese drei Symptome nennt man die "Charcot-Trias":

- Schmerzen im rechten Oberbauch
- Hohes Fieber, oft mit Schüttelfrost
- Gelbsucht nach einigen Tagen

Die Schmerzen unterm rechten Rippenbogen können leicht bis sehr stark sein.

Das Fieber beginnt oft plötzlich und kann sehr hoch ansteigen, manchmal über 40°C.

Die Gelbsucht (Ikterus) beginnt meistens erst nach einigen Tagen.

Eine akute Cholangitis sollte unbedingt im Krankenhaus behandelt werden.

Gegen den Bakterienbefall werden Antibiotika verabreicht.

Um das Abflusshindernis zu beseitigen, wird oft eine endoskopische Operation (ERCP) durchführt.

Chronische Cholangitis

Eine chronische Cholangitis kann sehr unauffällig verlaufen. Häufig wird sie kaum wahrgenommen oder nur als leichtes Drücken unter dem rechten Rippenbogen.

Sie kann auch mit leicht erhöhter Temperatur, Kraftlosigkeit und Gewichtsverlust einhergehen. Oft ist sie auch mit Übelkeit, Erbrechen und Unverträglichkeit gegen fette Nahrungsmittel verbunden.

Wenn der Gallengang verstopft ist und der Gallensaft nicht abfließen kann, sollte das Abflusshindernis beseitigt werden.

Nicht eitrige destruierende Cholangitis (PBC)

Eine Sonderform der Gallengangsentzündung ist die Primär biliäre Zirrhose, auch nicht eitrige destruierende Cholangitis genannt.

Bei dieser Erkrankung handelt es sich wahrscheinlich um eine Autoimmunkrankheit. Daher findet man antimitochondriale Antikörper (AMA-M2) im Blut.

Die Symptome dieser Erkrankung sind meistens Gelbsucht, Juckreiz und ein erhöhter Cholesterinspiegel im Blut.

Die PBC wird mit meistens mit dem Medikament Ursodeoxycholsäure behandelt. Wenn die Krankheit schon weit fortgeschritten ist, hilft nur noch eine Lebertransplantation, weil die PBC auch die Leber zerstört.

Primär sklerosierende Cholangitis (PSC)

Eine seltene Form der Gallengangsentzündung mit ungeklärter Ursache ist die primär sklerosierende Cholangitis (PSC). Anders als die meisten anderen Gallenerkrankungen tritt sie häufiger bei Männern auf als bei Frauen.

Oft tritt die PSC gemeinsam mit einer Colitis ulcerosa auf.

Die Behandlung erfolgt ähnlich wie bei der PBC. In frühen Stadien wird das Medikament Ursodeoxycholsäure gegeben und später kann nur noch eine Lebertransplantation helfen. Die Durchgängigkeit des Gallengangs wird endoskopisch durch ERCP wieder hergestellt. Dazu werden Stents im Gallengang verlegt, die den Gang offen halten.

Gallenblasenvergrößerung - Gallenblasenhydrops

Eine Gallenblasenvergrößerung, auch Gallenblasenhydrops genannt, ist meistens eine Folge von Gallensteinen.

Sie tritt oft direkt bei oder nach einer Gallenkolik auf.

Die vergrößerte Gallenblase schwillt durch vermehrten Gallensaft an, der nicht richtig in den Darm abfließen kann.

Zu dieser Stauung (Cholestase) kann es beispielsweise durch einen eingeklemmten Gallenstein kommen. Die klassische Folge eines solchen verklemmten Gallensteines ist die Gallenkolik (siehe Seite 24).

Bei der Ultraschall-Untersuchung stellt man dann häufig auch eine Gallenblasenvergrößerung fest.

Wenn der Stein erfolgreich in den Darm abgewandert ist, verschwindet die Vergrößerung der Gallenblase meistens schnell wieder.

Eine Gallenblasenvergrößerung tritt auch auf, wenn ein Tumor, narbige oder angeborene Verengungen des Gallengangs den freien Abfluss des Gallensaftes verhindern. Diese Ursachen für eine Gallenblasenvergrößerung sind jedoch selten.

Wenn die Gallenblase über einen längeren Zeitraum vergrößert ist und der Stau des Gallensaftes bestehen bleibt, kann es zu einer Gelbsucht kommen. Auch eine Entzündung der Gallenblase und sogar ein Gallenblasendurchbruch können auftreten.

Um akute Abflusshindernisse aus dem Gallengang zu entfernen, wird häufig ein ERCP (Endoskopische Steinentfernung) durchgeführt. Die Gallenblase wird etwas später meistens entfernt, damit sie als Gefahrenquelle wegfällt.

Gelbsucht - Ikterus

Eine Gelbsucht ist eine schwerwiegende Folge mancher Gallenblasen-erkrankungen.

Gelbsucht, von Medizinern auch Ikterus genannt, kann auch durch Leber-erkrankungen oder beschleunigten Blutzerfall ausgelöst werden, doch hier geht es ausschließlich um die Gelbsucht, die von Gallenwegser-krankungen ausgelöst wird. Man spricht dann auch von einem Cholesta-tischen Ikterus oder Verschlussikterus.

Wenn ein Gallenstein oder eine andere Ursache den Gallengang ver-stopft, kann der Gallensaft nicht mehr ausreichend abfließen.

Auch Gallenblasentumore, Gallengangstumore, narbige Verwachsungen, angeborene Fehlbildungen oder Schwellungen durch akute Entzündungen können in seltenen Fällen den Abfluss des Gallensaftes verhindern.

Die Gallenflüssigkeit staut sich also zurück. Zunächst kommt es zu einem Rückstau bis in die Leber, etwas später gelangen Bestandteile des Gallen-saftes dann auch ins Blut. Dieser Stau des Gallensaftes wird auch als Cholestase bezeichnet.

Dadurch kommt es zu dem Phänomen, das als Gelbsucht bezeichnet wird.

Durch das erhöhte Vorkommen von Bilirubin im Blut, verfärben sich die Augen und die Haut. Bilirubin ist einer der Bestandteile des Gallensaftes.

Zuerst verfärbt sich das Weiße der Augen gelb. Man kann diese Verän-derung im Spiegel sehen.

Etwas später verfärben sich auch die Haut und die Schleimhäute immer gelber, wenn der Bilirubinspiegel im Blut noch weiter ansteigt.

Der Urin verfärbt sich wegen des vermehrten Bilirubins meistens dunkel. Der Stuhl wird jedoch hell, weil ihm das Bilirubin fehlt.

Bei festsitzenden Gallensteinen kommt es schon vor der Gelbfärbung zu starken Kolikschmerzen (siehe Seite 24).

Wenn die Gelbsucht schmerzlos verläuft, besteht eine erhöhte Gefahr, dass ein Tumor den Gallengang schleichend verstopft hat (siehe Seite 39). Schmerzlosigkeit ist in diesem Fall also kein gutes Zeichen, sondern potentiell ein schlechtes.

Die Gelbsucht kann bei längerem Bestehen die Leber erheblich schädi-gen, weil der Gallensaft sehr aggressiv ist.

Daher sollte eine Gelbsucht möglichst schnell behandelt werden.

In erster Linie geht es darum, das Abflusshindernis für den Gallensaft zu beseitigen.

Dies geschieht meistens durch ein ERCP (Endoskopische Steinentfernung) (siehe Seite 52).

Gallenblasen-Fistel und Gallenstein-Ileus

Als Folge von akuten Gallenblasenentzündungen kann eine Verwachsung mit dem Darm entstehen. Das untere Ende der Gallenblase berührt normalerweise den rechten oberen Winkel des Dickdarms. Im oberen Bereich berührt die Gallenblase den Zwölffingerdarm.

An beiden Berührungsstellen können in seltenen Fällen Gallenblase und Darm miteinander verwachsen.

Wenn diese Verwachsungen eine Weile bestehen und die Gallenblase weiterhin oder wiederholt entzündet ist, kann es sehr selten zu einer Fistelbildung zwischen Gallenblase und Darm kommen. Man spricht dann auch von einer biliodigestiven Fistel

Eine Fistel ist eine Verbindung zwischen zwei Organen oder zwischen einem Organ und der Körperoberfläche, die beim gesunden Menschen nicht besteht. Es entsteht also eine nicht vorgesehene Öffnung.

Durch die Fistel zwischen Gallenblase und Darm gelangt nicht nur der Gallensaft direkt in den Darm, sondern auch Gallensteine können ohne Umwege in den Darm wandern.

Das hat natürlich den scheinbaren Vorteil, dass die wandernden Gallensteine nicht mehr in der Gallenblase sitzen. Aber wenn sich in der Gallenblase ein sehr großer Stein befindet, kann dieser den Darm verstopfen. Das ist natürlich nur extrem selten der Fall.

Es kommt zum Darmverschluss, dem sogenannten Ileus. Weil dieser Ileus durch einen Gallenstein verursacht wird, spricht man auch von einem Gallenstein-Ileus.

Es kommt zu:

- Ständigem Erbrechen
- Meistens starken Bauchschmerzen
- Fehlendem Stuhlgang

Solch ein Darmverschluss ist eine lebensbedrohliche Erkrankung. Man muss sofort ins Krankenhaus. Bei einem Gallenstein-Ileus muss schnell operiert werden, um den Darm und das Leben zu retten.

Bei einer Gallenblasen-Fistel zum Dickdarm kann es auch zu einem Gallensäureverlustsyndrom mit starken Durchfällen kommen (siehe Seite 44). Der Gallensaft gelangt nämlich direkt in den Dickdarm, wo er zu starken Reizungen führt. Außerdem fehlt dieser Gallensaft im Dünndarm bei der Fettverdauung. Es kommt also zu mannigfaltigen Verdauungsbeschwerden.

Eine Gallenblasen-Fistel erfordert eine baldige Operation, auch wenn kein Darmverschluss und kein besonders großer Gallenstein vorliegen.

Da die Krankheitssituation komplex ist, wird in den meisten Fällen eine klassische Operation mit großem Bauchschnitt durchgeführt werden (siehe Seite 101).

Gallenblasenpolypen

Bei Gallenblasenpolypen handelt es sich um gutartige Wucherungen in der Gallenblase.

Manchmal bestehen diese Polypen teilweise aus Cholesterin, dann werden sie als Cholesterinpolypen bezeichnet.

Wegen des Cholesteringehaltes sind die Polypen bei der Ultraschalluntersuchung manchmal gar nicht so einfach von Gallensteinen zu unterscheiden.

Oft werden die Gallenblasenpolypen zufällig bei einer Routineuntersuchung entdeckt.

Sie treten häufiger bei Männern auf als bei Frauen, anders als die Gallensteine. Meistens haben Menschen mit Gallenblasenpolypen keine Gallensteine.

Normalerweise verursachen Gallenblasenpolypen keine Beschwerden.

Wenn sie jedoch größer werden, können sie sich zu Gallenblasenkrebs entwickeln (siehe Seite 39).

Daher werden größere Gallenblasenpolypen über 5 Millimeter häufig zusammen mit der Gallenblase entfernt, um die Gefahr einer Krebserkrankung zu bannen.

Porzellangallenblase - Kalkgalle

Eine Porzellangallenblase entsteht, wenn die Gallenblase über Jahre hinweg chronisch entzündet ist. Sie ist also eine Folgeerkrankung der chronischen Gallenblasenentzündung (siehe Seite 32).

Durch die langjährigen Entzündungen kommt es zu narbigen Verwachsungen der Gallenblase. Man spricht auch von fibrösen Bindegewebsfasern. In diese Bindegewebsfasern wird Kalk eingelagert. Daher spricht man auch von einer Kalkgallenblase.

Durch den eingelagerten Kalk wird die Gallenblase weißlich und hart. Sie sieht nicht nur aus wie Porzellan, sie fühlt sich auch so an.

Die Kalkeinlagerungen sorgen auch dafür, dass man die Porzellangallenblase im Röntgenbild sehen kann.

Eine so verhärtete Gallenblase kann sich nicht mehr ausdehnen und zusammenziehen. Ihre Funktion ist daher stark eingeschränkt.

Die Symptome bei einer Porzellangallenblase sind nicht sehr schwerwiegend. Sie entsprechen in etwa den Beschwerden bei einer chronischen Gallenblasenentzündung.

Doch eine Porzellangallenblase verwandelt sich mit relativ hoher Wahrscheinlichkeit in einen Gallenblasenkrebs (siehe Seite 39).

Die Wahrscheinlichkeit, dass aus einer Porzellangallenblase ein Krebs wird, liegt zwischen 20% und 60%.

Daher spricht man bei einer Porzellangallenblase auch von einer Präkanzerose, das ist eine Krebsvorstufe.

Damit sich kein Gallenblasenkrebs entwickelt, wird eine Porzellangallenblase meistens operativ entfernt.

Gallenblasenkrebs - Gallenblasenkarzinom

Krebs der Gallenblase oder der Gallengänge ist relativ selten.

Meistens tritt er als Spätfolge von Gallensteinen und chronischer Gallenblasenentzündung auf. Wenn die Gallenblase sich aufgrund chronischer Entzündungen zu einer Porzellangallenblase verwandelt, entsteht mit über 20%iger Wahrscheinlichkeit Gallenblasenkrebs.

Auch große Gallenblasenpolypen können sich zu einem Gallenblasenkrebs entwickeln.

Insgesamt sind mehr Frauen als Männer von Gallenblasenkrebs betroffen, wie das auch bei Gallensteinen der Fall ist. Die meisten der Betroffenen sind über 60 Jahre alt, weil die Gallenblase erst im Laufe der Jahrzehnte so stark geschädigt wird, dass sich ein Krebs entwickelt. Obwohl Gallensteine sehr häufig vorkommen, ist der Gallenblasenkrebs selten.

Gallengangskrebs ist noch seltener. Er wird durch Aussackungen der Gallengänge oder Leberegel gefördert.

Meistens wird der Gallenblasenkrebs oder der Gallengangskrebs erst sehr spät entdeckt, weil beide in den Anfangsphasen keine Beschwerden verursachen. Auch in fortgeschrittenen Stadien sind die Beschwerden oft relativ moderat.

Daher wird der Gallenblasenkrebs oft bei einer Routineuntersuchung entdeckt, wenn schon Metastasen gewachsen sind. Die Heilungschancen sind dann relativ schlecht und die durchschnittliche Überlebensdauer gering.

Symptome

Bei Gallenkrebs kommt es häufig zuerst zu einer Gelbsucht (siehe Seite 36), weil der Gallensaft nicht mehr richtig abfließen kann. Die Gelbsucht ist bei Krebs meistens schmerzlos. Daher ist eine schmerzlose Gelbsucht bei Gallensteinbesitzern ein Alarmzeichen, bei dem man schnell einen Arzt aufsuchen sollte.

Im weiteren Verlauf der Krebserkrankung kann es auch zu weiteren Symptomen kommen:

- Juckreiz
- Appetitlosigkeit
- Blähungen
- Übelkeit
- Erbrechen
- Gewichtsabnahme

Manchmal kommt es im fortgeschrittenen Stadium zu Schmerzen im Oberbauch, aber manchmal verläuft der Gallenblasenkrebs auch bis zum Ende nahezu schmerzlos.

Behandlung

Die Behandlung des Gallenblasenkrebses besteht in erster Linie in der Entfernung der Gallenblase und des Tumors. Man kann den Tumor jedoch nicht immer vollständig entfernen.

Auch wenn Metastasen vorliegen, gelingt es meistens nicht, den Krebs vollständig zu entfernen, obwohl manchmal auch Teile von Magen, Darm und Bauchspeicheldrüse entfernt werden..

Daher sind die Heilungschancen bei Gallenkrebs auch relativ gering. Die Fünfjahres-Überlebensrate liegt bei ungefähr 5%.

Wenn der Krebs schon sehr weit fortgeschritten ist, wird meistens nicht mehr versucht, die Tumoren vollständig zu entfernen. Stattdessen wird so operiert, dass die verbleibende Lebenszeit möglichst beschwerdefrei verläuft. Damit die Galle wieder fließen kann, wird im Gallengang ein Stent gelegt. Außerdem wird so viel wie möglich vom Tumor entfernt.

Ganz anders steht es mit den Heilungschancen, wenn der Krebs zufällig im Frühstadium bei einer Gallenblasen-Operation entdeckt wird. Aufgrund der Operation ist der Krebs dann sowieso schon entfernt. Wenn der Tumor in diesen Fällen vollständig entfernt wird und noch keine Metastasen bestehen, liegt die Fünfjahres-Überlebensrate zwischen 10% und 60%.

Eine weitere Ausnahme stellt der Klatskin-Tumor dar, der die Gallengänge in Lebernähe befällt. Bei diesem Tumor kommt es frühzeitig zu Beschwerden, sodass er früh entdeckt und behandelt wird. Daher sind bei diesem Tumor die Heilungschancen relativ gut.

Bei Gallenblasenkrebs und Gallengangskrebs wird normalerweise keine Chemotherapie durchgeführt, weil sie nicht sehr vielversprechend ist. Eine Bestrahlung wird manchmal durchgeführt, gehört aber nicht zum Standardprogramm der Behandlung bei Gallenkrebs.

Erdbeergallenblase - Cholesteatose

Eine Erdbeergallenblase wird meistens zufällig nach einer Gallenblasen-Entfernung entdeckt, wenn die Gallenblase untersucht wird.

Die Erdbeergallenblase verursacht keinerlei Beschwerden, deshalb wird sie von den Betroffenen meistens nicht bemerkt.

Bei einer Erdbeergallenblase ist die innere Schleimhaut der Gallenblase gerötet. In der Schleimhaut sitzen zahlreiche gelbliche Stippchen, die aus Cholesterin bestehen.

Durch die gelben Stippchen auf rotem Untergrund sieht die Gallenblase aus wie eine Erdbeere. Daher trägt dieses Phänomen auch die Bezeichnung Erdbeergallenblase.

Mediziner nennen die Erdbeergallenblase Cholesteatose. So steht es meistens auch ohne weitere Erklärung im Arztbrief nach der Operation.

Bei zahlreichen Obduktionen wurde festgestellt, dass etwa 10% der Menschen eine Erdbeergallenblase haben. Dabei besteht offenbar kein Zusammenhang mit dem Auftreten von Gallensteinen.

Die Erdbeergallenblase ist nicht nur völlig beschwerdefrei, sie hat auch keine bekannten Folgeerkrankungen.

Daher braucht man sie auch nicht behandeln, zumal die Gallenblase normalerweise schon entfernt worden ist, wenn man die Erdbeergallenblase entdeckt.

Reizgallenblase - Gallenwegsdyskinesie

Bei der Reizgallenblase kommt es zu ähnlichen Beschwerden wie bei Gallensteinen oder wie bei einer Gallenblasenentzündung.

Doch bei Untersuchungen werden keine Gallensteine entdeckt.

Es handelt sich also um eine funktionelle Erkrankung, bei der keine organische Ursache festgestellt werden kann. Die Ursache für die Reizgallenblase ist also meistens psychosomatisch. Die Reizgallenblase ist eine ähnliche Erkrankung wie der Reizmagen oder der Reizdarm.

Andere Namen für die Reizgallenblase sind Gallenwegsdyskinesie, Dyskinesie der Gallenwege oder Cholecystopathie.

Die wichtigste Ursache für eine Reizgallenblase ist Stress oder häufiger Ärger.

Dadurch verkrampfen sich die Gallenblase oder die Gallengänge und verursachen die Beschwerden.

Manchmal sind es jedoch auch nahezu unsichtbare Gallensteine oder feinster Gallengries, die die Beschwerden verursachen. Wenn die Gallenblase versucht, den Gallengries auszustoßen, führt das zu Reizungen in den Gallenwegen und manchmal auch zu Koliken. Kleine Gallensteine sind nach einer Kolik auch meistens verschwunden, weil sie in den Darm gewandert sind.

Manch eine vermeintliche Reizgallenblase ist also in Wirklichkeit ein schlecht diagnostiziertes Gallensteinleiden.

Auch eine chronische Gallenblasenentzündung kann vorliegen und nur schwer diagnostizierbar sein. Zur Abgrenzung von einer Reizgallenblase sollte man eine gründliche Laboruntersuchung des Blutes vornehmen.

Symptome

Bei einer Reizgallenblase kommt es meistens zu Schmerzen unter dem rechten Rippenbogen. Diese Schmerzen bestehen häufig dauerhaft oder treten immer wieder auf.

Sogar zu Koliken kann es bei einer Reizgallenblase kommen.

Große oder fettreiche Mahlzeiten werden oft nur schlecht vertragen. Auch bei Kaffee kann es zu Unverträglichkeiten kommen.

Infolge der Unverträglichkeiten kommt es häufig zu

- Blähungen
- Völlegefühl
- Durchfall

Die Symptome der Reizgallenblase ähneln dem Gallensteinleiden also aufs Haar.

Behandlung

Wenn Gallensteine, Gallengries und eine Gallenblasenentzündung ausgeschlossen werden können, dann dient die Behandlung der Reizgallenblase in erster Linie der Entspannung und dem Stressabbau.

Einerseits kann man mithilfe von Entspannungstechniken lernen, das Leben etwas gelassener zu nehmen. Dazu eignen sich beispielsweise:

- Autogenes Training
- Progressive Muskelentspannung
- Tai Chi
- Yoga
- Qigong

Wenn man sich in einer objektiven Stresssituation befindet, dann wäre es hilfreich, wenn man seine Lebensumstände ändert, damit man weniger Stress hat.

Wichtig ist auch genug Zeit für Ruhe und ausreichend Schlaf. Auch Bewegung an frischer Luft kann zur Entspannung beitragen.

Gegen die Beschwerden kann man regelmäßig Kräutertees trinken. Dazu eignen sich klassische Gallen-Teemischungen. Krampfartige Beschwerden kann man gut mit Fenchel lindern.

Die Ernährung sollte relativ fettarm sein, jedoch nicht übertrieben fettarm. Einzelne Mahlzeiten sollten nicht zu groß sein. Auf Nahrungsmittel, die man nicht verträgt, verzichtet man am besten.

Wenn man übergewichtig ist, kann es helfen, wenn man abnimmt. Doch sollte man keinesfalls zu schnell abnehmen, denn durch eine schnelle Gewichtsabnahme können sich Gallensteine bilden und es kann zu Koliken kommen.

Gallensäureverlustsyndrom

Eigentlich ist das Gallensäureverlustsyndrom gar keine Krankheit der Gallenwege, sondern die Folge einer Darmerkrankung.

Doch der Gallensaft spielt eine entscheidende Rolle, was den Zusammenhang zum Gallensystem herstellt.

Damit die wertvollen Bestandteile des Gallensaftes dem Körper nicht verloren gehen, wird normalerweise etwa 90% des Gallensaftes vom hinteren Teil des Dünndarms, dem Ileum, wieder aufgenommen.

Das ist bei einem Liter täglich produzierten Gallensaft immerhin eine stattliche Menge. Die aufgenommenen Gallenbestandteile gehen dann wieder zurück in die Leber und dienen dort der erneuten Produktion von Gallensaft. Diese Wiedergewinnung nennt man den Entero-Hepatischen Kreislauf.

Bei einigen Erkrankungen wird der Gallensaft jedoch nicht oder nur teilweise resorbiert.

Das ist unter anderem bei folgenden Krankheiten der Fall:

- Morbus Crohn
- Teilweise Entfernung des Dünndarms, vor allem des Ileums
- Bestrahlungen aufgrund von Krebserkrankungen, z.B. Eierstockkrebs, Dickdarmkrebs
- Störungen der Bauhinschen Klappe (Klappe zwischen Dünndarm und Dickdarm)

Der Gallensaft und mit ihm die Gallensäure geht dem Körper verloren, weil der Gallensaft zusammen mit dem Stuhl ausgeschieden wird.

Daher heißt die Krankheit Gallensäureverlust-Syndrom.

Gallensäurebedingter Durchfall - Chologene Diarrhoe

Weil der Gallensaft beim Gallensäureverlustsyndrom nicht ausreichend vom Dünndarm resorbiert wird, gelangt er in den Dickdarm.

Dort ist Gallensaft in der großen Menge nicht vorgesehen, weshalb es zu Problemen kommt.

Die Gallensäuren werden von den Dickdarmbakterien so verändert, dass sie die Schleimhaut des Dickdarms stark reizen. Dadurch wirken sie einerseits auf Dauer krebserregend und andererseits verursachen sie sofort Durchfall.

Das akute Hauptproblem bei einem Gallensäureverlustsyndrom ist starker Durchfall. Der Durchfall kann so stark sein, dass sich die Betroffenen kaum aus dem Haus trauen.

Weil dieser Durchfall durch ein Zuviel an Gallensäuren im Dickdarm hervorgerufen wird, spricht man auch von einer Chologenen Diarrhoe.

Der ausgeprägte Durchfall bewirkt einen starken Flüssigkeitsverlust und Mineralstoffverlust. Außerdem kommt es meistens zu einer starken Abmagerung.

Die mangelnde Aufnahmefähigkeit des Dünndarmendes hat auch einen Mangel an fettlöslichen Vitaminen zur Folge. Es fehlen also die Vitamine A, D und E . Außerdem wird nicht genügend Vitamin B12 in den Körper aufgenommen, weil auch dieses Vitamin vom Ileum aufgenommen wird.

Zusätzlich kommt es also zu einem umfangreichen Komplex an Symptomen wegen des Vitaminmangels.

Mithilfe einer Stuhlprobe kann man die Diagnose für das Gallensäureverlustsyndrom stellen. Die Stuhlprobe enthält stark erhöhte Mengen an Gallensäure.

Behandlung

Die ursächliche Erkrankung, die zu einem Gallensäureverlustsyndrom führt, ist meistens nicht erfolgreich zu behandeln.

Daher muss das Symptom behandelt werden. In diesem Fall muss die Gallensäure gebunden werden, damit sie den Dickdarm nicht mehr reizen und schädigen kann.

Das kann man mit Naturheilmethoden versuchen, oder man verwendet stärkere Medikamente.

Folgende Behandlungsmethoden helfen gegen Gallensäureverlust-syndrom:

- Heilerde innerlich
- Flohsamen mit Wasser innerlich
- Präparate mit dem Wirkstoff Colestyramin (rezeptpflichtig)

Um die Fettverdauung zu stärken und Blähungen zu verhindern, kann man Artischocken-Präparate einsetzen. Dadurch wird die Bildung des Gallensaftes gestärkt.

Auch wenn es zunächst paradox klingt, hat man bei einem Gallensäure-verlustsyndrom nämlich oft im oberen Dünndarmbereich zu wenig Gallensaft. Das liegt daran, dass die Gallensäure, die mit dem Stuhl ausgeschieden wird, der Leber fehlt. Sie muss die für die Verdauung notwendige Gallensäure fast vollständig neu produzieren.

Gallenstein-Vorbeugung

Wenn man gallenkranke Verwandte hat, ist es sinnvoll gegen eine eigene Gallenstein-Erkrankung vorzubeugen. Noch dringender ist die Vorbeugung gegen Gallenbeschwerden, wenn man bereits weiß, dass man Gallensteine hat.

Die Entstehung von Gallensteinen lässt sich leider nicht sicher verhindern, das gilt auch für Beschwerden durch Gallensteine.

Doch man kann einiges dafür tun, dass das Gallensystem so gesund wie möglich bleibt. Auch wenn trotz Vorbeugung eines Tages eine Gallenblasen-Operation nötig werden sollte, ist es ein großer Unterschied, ob man sehr belastende Beschwerden hat oder ob die Beschwerden eher moderat sind.

Die wichtigste Vorbeugung besteht darin, die Risikofaktoren so weit wie möglich auszuschalten.

Folgende Risikofaktoren sind potentiell veränderbar:

- Übergewicht (nur langsam abnehmen)
- Fettreiche Nahrungsmittel
- Sehr große Mahlzeiten
- Sehr fettarme Ernährung
- Strenge Diäten
- Fastenkuren
- Wenig Bewegung
- Wenig Trinken
- Anti-Babypille
- Östrogenhaltige Hormonbehandlung

Bei der Ernährung gibt es einige Nahrungsmittel und Nahrungsbestandteile, die die Gallengesundheit fördern:

- Kaffee (wenn man ihn verträgt)
- Vitamin C
- Endivien-Salat
- Chicoree

Mit einigen Heilpflanzen kann man die Aktivität der Gallenblase unterstützen, sodass es weniger zu Beschwerden kommt. Dafür kommen beispielsweise Artischocke, Mariendistel oder Löwenzahn in Frage (siehe Seite 54).

Schulmedizinische Behandlung

Die Schulmedizin hat für alle Phasen der Gallenerkrankungen einige
Behandlungsmöglichkeiten zu bieten.

Das beginnt mit Medikamenten, die Krämpfe und Schmerzen lindern,
geht über endoskopische Untersuchungsmöglichkeiten bis hin zur Gallenblasen-Operation, die bei vielen Gallenstein-Patienten den Abschluss der
Gallenstein-Erkrankung darstellt.

Choleretika

Choleretika sind Medikamente, die die Produktion von Gallensaft
fördern.

Als synthetisches Medikament werden sie nur manchmal eingesetzt,
beispielsweise wenn die Gallenblase Gallengries enthält, von dem der
Arzt hofft, dass er ausgeschieden wird.

Folgende synthetisch hergestellte Wirkstoffe zur Anregung der Gallenproduktion gibt es:

- Azintamid
- Febuprol
- Fenipentol
- Hymecromon
- Menbuton
- Piprozolin

Die Medikamente mit diesen Wirkstoffen werden nur selten eingesetzt.

Die Anregung der Gallensaft-Produktion ist heutzutage eine Domäne der
Pflanzenheilkunde. Besonders häufig werden Präparate mit Artischocke
eingesetzt (siehe Seite 54).

Krampflösende Mittel

Bei einer Gallenkolik werden in erster Linie krampflösende Medikamente
eingesetzt, um die schmerzhaften Krämpfe der Gallenblase zu lindern.

Die krampflösenden Medikamente sorgen einerseits dafür, dass sich
Gallenblase und Gallengang entspannen und der Gallenstein leichter in
den Darm wandern kann. Dadurch werden andererseits auch die Schmerzen ganz erheblich gelindert, denn die Schmerzen entstehen vor allem
durch die Verkrampfung der Gallenwege.

Ein beliebtes krampflösendes Mittel bei Gallenkoliken ist Buscopan®. Dieses Mittel ist rezeptfrei in Apotheken erhältlich. Es wird aber auch im Krankenhaus eingesetzt, um Kolikschmerzen zu behandeln.

Wenn man bereits eine Kolik hatte und weitere Gallenkoliken befürchten muss, ist es sinnvoll, eine Packung Buscopan® in die Hausapotheke zu legen, um sie im Fall des Falles zur Hand zu haben. Auch auf Reisen sollte man ein oder zwei originalverpackte Tabletten mitnehmen.

Schmerzmittel

Bei Koliken und nach Gallenblasen-Operationen kommen Schmerzmittel zum Einsatz.

Die Wahl der Schmerzmittel hängt teilweise davon ab, ob sie im Krankenhaus verabreicht werden oder zu Hause.

Im Krankenhaus erhält man häufig Novalgin® (Wirkstoff: Metamizol), weil dies unter den gut verträglichen Schmerzmitteln ein besonders starkes ist.

Man kann Novalgin® als Tropf, Spritze, Tropfen, Tabletten und Zäpfchen einsetzen. Für jede Art der Anwendung ist also eine Zubereitungsform vorhanden.

Novalgin® ist verschreibungspflichtig, daher erhält man es nur nach Verordnung eines Arztes.

Zu Hause und als zusätzliche Schmerzmittel im Krankenhaus werden häufig Mittel mit dem Wirkstoff Ibuprofen eingesetzt.

Ibuprofen-Präparate sind gut verträglich, besser als Acetylsalicylsäure und Paracetamol, und wirken etwa mittelstark. Für viele Schmerzzustände reichen sie vollständig aus.

Wenn man mit einer Kolik rechnen muss, sollte man sich eine Packung Ibuprofen-Tabletten in die Hausapotheke legen. Die Tabletten helfen nicht nur gegen Gallenkoliken, sondern auch gegen starke Kopfschmerzen und andere Arten von Schmerzen. Sie haben also einen durchaus sinnvollen Platz in der Hausapotheke.

Antibiotika gegen Gallenblasenentzündungen

Wenn es bei einer Gallenblasenentzündung zu Fieber kommt, muss man mit einer bakteriellen Infektion rechnen.

Um die Bakterien abzutöten, sollten in diesem Fall Antibiotika gegeben werden.

Bei Antibiotika ist es wichtig, dass man eine begonnene Behandlung bis zum Ende fortführt, genau wie es der Arzt verordnet hat.

Diese korrekte Einnahme ist wichtig, damit es nicht zu resistenten Bakterien kommt. Solche Resistenzen führen dazu, dass die Antibiotika bei künftigen Infektionen nicht mehr helfen. Bei ordnungsgemäßer Einnahme ist die Gefahr für Resistenzen relativ gering.

Medikamentöse Steinauflösung

Mithilfe einiger Medikamente kann man Gallensteine auflösen.

Die Wirkstoffe dieser Mittel heißen Ursodeoxycholsäure (UDCA) und Chenodeoxycholsäure.

Ursodeoxycholsäure ist verträglicher als Chenodeoxycholsäure, das relativ starke Nebenwirkungen hat. Daher wird meistens Ursodeoxycholsäure verwendet.

Die Mittel zur Steinauflösung muss man bis zu zwei Jahre lang regelmäßig einnehmen, um die Gallensteine aufzulösen. Normalerweise werden nur sehr kleine Gallensteine oder Gallengries erfolgreich aufgelöst.

Sobald die Steine eine gewisse Größe unterschritten haben, wandern sie häufig in den Gallengang und von dort aus in den Darm. Während dieser Wanderung kommt es oft zu einer Gallenkolik.

Durch die steinauflösenden Medikamente werden zwar kleine Gallensteine aufgelöst, aber die Neigung der Gallenblase neue Steine zu bilden, wird nicht verändert.

Daher bilden sich meistens schnell wieder neue Steine, sobald man das Medikament wieder absetzt.

Stoßwellen-Lithotrypsie (ESWL)

Mit der Stoßwellen-Lithotrypsie kann man Gallensteine zertrümmern ohne den Bauch aufzuschneiden. Daher wird diese Methode auch Extrakorporale-Stoß-Wellen-Lithotrypsie genannt, kurz ESWL.

Vor der Behandlung mit den Stoßwellen wird meistens ein Beruhigungs- und ein Schmerzmittel verabreicht. Bei Gallensteinen in den Gallengängen wird auch manchmal örtlich betäubt.

Dann legt sich der Patient auf den Rücken, den Bauch oder auf die Seite, je nachdem wie man die Steine am besten erreichen kann.

Die genaue Lage der Gallensteine wird per Ultraschall festgestellt und das Behandlungsgerät in diese Richtung ausgerichtet.

Die Stoßwellen werden bei der ESWL-Behandlung über ein Wasserkissen auf den Körper abgegeben. Man zielt mit den Stoßwellen in Richtung der Gallensteine.

Die Zertrümmerung der Steine dauert zwischen 15 und 60 Minuten. Danach sind die Steine zwar deutlich kleiner, aber sie sind noch nicht weg.

Meistens wandern die Stein-Trümmer nach der Behandlung über den Gallengang in den Darm und werden dann ausgeschieden. Während der Wanderung kann es zu Koliken kommen. Diese Koliken müssen ärztlich überwacht und mit krampflösenden und schmerzstillenden Mitteln behandelt werden.

Wenn die Steintrümmer noch zu groß sind, um ausgeschieden zu werden, wird die Stoßwellen-Behandlung entweder wiederholt, oder die Steine werden medikamentös aufgelöst.

Größere Steine, die im Gallengang eingeklemmt sind, können mit Hilfe einer endoskopischen Untersuchung genau geortet und dann mit Stoßwellen zertrümmert werden. Anschließend werden sie mit dem Endoskop aus dem Gallengang entfernt.

Manchmal muss auch die Vatersche Papille eingeschnitten werden, um die zertrümmerten Gallensteine aus dem Gallengang zu holen.

Nach der Behandlung haben viele Patienten noch Schmerzen, die einige Wochen andauern können. Durch festsitzende Steine kann es nicht nur zu Koliken, sondern auch zu Gelbsucht und Entzündungen von Gallengängen, Gallenblase und Bauchspeicheldrüse kommen.

Weil die Neigung der Gallenblase, Steine zu bilden, durch die Stoßwellen-Zertrümmerung nicht geändert werden kann, muss man mit erneuten Gallensteinen rechnen.

Wenn man den Aufwand, die Folgen und die möglichen Komplikationen der ESWL-Behandlung berücksichtigt und die Tatsache, dass Steine nachwachsen werden, dann kann man zu dem Schluss kommen, dass eine Entfernung der Gallenblase die effektivere Behandlungsform ist.

Eine Stoßwellen-Lithotrypsie macht eigentlich nur dann Sinn, wenn eine Gallenblasen-Entfernung wegen der Vollnarkose oder anderen Operationsrisiken ausgeschlossen ist.

Endoskopische Steinentfernung (ERCP)

Mit der Endoskopisch retrograden Cholangiopankreatikographie (ERCP) kann man einerseits die Gallenwege untersuchen und andererseits Gallensteine aus dem Gallengang entfernen. Außerdem kann man, falls nötig, durch verschiedene Methoden den Gallengang wieder durchgängig machen.

Eine ERCP ist also eine vielseitige Methode bei der Diagnose und Behandlung von Gallenerkrankungen. Der Patient ist bei dieser Behandlungsmethode entweder sediert (mit Beruhigungsmittel) oder narkotisiert.

Bei einer ERCP wird ein Endoskop durch Mund und Magen bis in den Zwölffingerdarm vorgeschoben. Dort kann man mit der seitlich angebrachten Kamera des Endoskops die Vatersche Papille ansehen, also die Öffnung zwischen Gallengang und Bauchspeicheldrüsengang auf der einen Seite und Dünndarm auf der anderen Seite.

In den Gallengang wird ein Röntgenkontrastmittel eingespritzt, damit die Gallenwege durch eine Röntgenaufnahme sichtbar gemacht werden können. Man kann dann erkennen, ob es Verengungen im Gallengang gibt oder ob sich Steine im Gallengang befinden. Auch der Gang der Bauchspeicheldrüse kann so untersucht werden.

Mithilfe eines Cholangioskops, das durch das Endoskop und dann in den Gallengang geschoben wird, kann man den Gallengang auch direkt betrachten.

Wenn Steine im Gallengang festsitzen, kann man durch das Endoskop ein spezielles Instrument führen, mit dem die Steine aus dem Gallengang gezogen werden. Wenn die Steine zu groß sind, können Sie mit dem Instrument auch zertrümmert werden.

Falls der Gallengang durch Vernarbungen oder Tumoren zu eng ist, wird ein Stent eingeführt, um den Gallengang offen zu halten.

Die Vatersche Papille kann erweitert oder eingeschnitten werden, wenn sie zu eng ist.

Als Komplikation kann es nach einer ERCP zu einer akuten Gallengangsentzündung oder zu einer Gallenblasenentzündung kommen, wenn Bakterien aus dem Darm in den Gallengang gelangt sind. Auch eine Bauchspeicheldrüsenentzündung (Pankreatitis) kann als Folge einer ERCP auftreten. In seltenen Fällen kann es auch zu einer Perforation des Darmes oder der Gallengänge kommen.

Die endoskopische Steinentfernung ist die Methode der Wahl, um Gallensteine aus dem Gallengang zu entfernen.

Operative Gallenblasen-Entfernung

Die operative Entfernung der Gallenblase ist im Allgemeinen die Methode der Wahl, wenn Gallensteine wiederholt oder dauerhaft Beschwerden verursachen.

Die Gallenblase wird nicht etwa deshalb entfernt, weil sie Gallensteine enthält, sondern weil sie immer wieder Gallensteine produziert.

Heutzutage werden die meisten Gallenblasen-Operationen minimalinvasiv mit Laparoskopen durchgeführt.

Früher war die klassische Operationsmethode mit einem Bauchschnitt unter dem Rippenbogen die übliche Operation. Diese Methode wird heute fast nur noch bei Komplikationen durchgeführt.

Weitere Operationsmethoden sind in Erprobung, beispielsweise eine halboffene Methode, oder Operationen ohne Bauchschnitt, stattdessen mit Zugang über den Magen oder die Vagina.

Da die Gallenblasen-Operation ein komplexes Thema ist, und am Ende der Bemühungen um die Gallenblase steht, haben wir ihr ein extra Kapitel am Ende dieses Buches gewidmet. Sie finden es ab Seite 96.

Naturheilkundliche Behandlung

Die Naturheilkunde bietet ein breites Spektrum von Behandlungsmöglichkeiten bei Gallensteinen und anderen Gallenerkrankungen.

Die Bildung von Gallensteinen hängt zwar von vielen schwer veränderlichen Faktoren ab, aber sie ist nicht unausweichlich.

Wenn man die Leber und die Gallenblase zu einer harmonischen Arbeitsweise motivieren kann, gelingt es möglicherweise, dass das Wachstum der Gallensteine aufhört. Auch die Beschwerden können deutlich gelindert werden.

Heilkräuter werden schon seit Jahrtausenden erfolgreich eingesetzt, um Leber und Galle zu stärken. Auch mit Hausmitteln, Schüssler-Salzen, Homöopathie und weiteren Naturheilmethoden kann man die Arbeit der Gallenblase unterstützen.

Am besten findet man für sich persönlich die optimale Kombination an Heilmethoden, sodass man sich mit seiner Gallenblase so gut wie möglich fühlt.

Selbst wenn letztlich eine Operation der Gallenblase nötig werden sollte, kann man den Heilungsprozess mit Naturheilmitteln unterstützen.

Heilpflanzen

Hunderte von Heilkräutern stehen im Ruf, gegen Gallenerkrankungen helfen zu können.

Diese Vielzahl der Kräuter erklärt sich einerseits dadurch, dass Gallenerkrankungen schon seit Jahrtausenden mit Heilpflanzen behandelt werden.

Andererseits enthalten sehr viele Pflanzen die Bitterstoffe, die in der Lage sind, die Produktion von Gallensäften anzuregen. Es gibt auch zahlreiche Kräuter, die entkrampfend wirken, was man sich bei Koliken zunutze machen kann.

Achtung!

Die galletreibende Wirkung einiger Kräuter kann bei Verschluss der Gallenwege gefährlich sein und eventuell auch Koliken auslösen. Daher sollte man die Kräuter-Behandlung mit seinem Arzt absprechen.

Von den zahlreichen Gallen-Kräutern sind jedoch nur einige leicht zu erhalten, sei es in Apotheken oder im Handel.

Die wichtigsten Gallen-Kräuter, die man relativ einfach kaufen kann, werden auf den nächsten Seiten kurz vorgestellt.

Im nächsten Kapitel finden Sie Teemischungen für die verschiedenen Erkrankungen des Gallensystems.

Artischocke

Die bitteren Blätter der Artischocke sind zur Zeit die beliebtesten Heilkräuter zur Behandlung von Gallenschwäche und Gallensteinen.

Man erhält Tabletten mit Artischocken-Extrakten nicht nur in Apotheken, sondern auch in vielen Supermärkten und Drogerien.

Artischocken-Blätter regen aufgrund ihrer Bitterstoffe und Flavonoide die Produktion des Gallensaftes an. Außerdem harmonisieren Sie den Cholesterin-Stoffwechsel, was sich nicht nur günstig auf den Cholesterinspiegel im Blut auswirkt, sondern auch das Verhältnis zwischen Gallensäuren und Cholesterin im Gallensaft ausgleicht. Ferner wird die gesamte Verdauung durch Artischockenblätter gefördert.

Man kann Artischockenblätter für mehrere Gallenprobleme einsetzen:

Bei Gallensteinen wird das weitere Wachstum verlangsamt. Gallenschmerzen und Verdauungsstörungen aufgrund von Gallensteinen können gelindert werden. Wenn nach einer Gallenblasen-Operation weiterhin Beschwerden bestehen (Postcholezystektomie-Syndrom) können Artischocken-Blätter die Beschwerden lindern. Sie sind beim Postcholezystektomiesyndrom die Behandlungsmethode der Wahl.

Man kann die Artischockenblätter wahlweise als Tabletten oder in Mischtees einnehmen.

Erdrauch

Der Erdrauch ist eine fast vergessene Heilpflanze, die früher eine große Bedeutung bei der Behandlung von Galle-Erkrankungen hatte.

Man kann ihn jedoch bei einigen Kräuterhändlern kaufen.

Das Kraut des Erdrauchs regt die Gallenproduktion an und wirkt außerdem entkrampfend.

Man kann den Erdrauch gegen Gallensteine, Gallenschwäche und Verdauungsbeschwerden aufgrund von Gallensteinen anwenden. Auch bei leichten Koliken kann der Erdrauch helfen, aber nur, wenn der Gallengang nicht verstopft ist.

Erdrauch-Kraut eignet sich zur Anwendung in Mischtees. Einzeln angewendet ist er weniger empfehlenswert, weil er in hoher Dosis nicht ganz unproblematisch ist.

Fenchel

Die Samen des Fenchels sind zwar nicht gallefördernd, aber sie wirken stark entkrampfend.

Diese Wirkungsweise ist auch die Hauptaufgabe des Fenchels zur Behandlung von Gallenerkrankungen.

Man kann den Fenchel einerseits anwenden, um Blähungen zu lindern, die häufig bei Gallenerkrankungen auftreten. Auch bei einer Gallenkolik kann der Fenchel sehr gut helfen, weil die Verkrampfungen der Gallenblase und der Gallengänge gelöst werden. Dadurch werden auch die Schmerzen weniger und die Kolik ist schneller vorbei.

Bei allgemeinen Gallenbeschwerden kann man Fenchel in Mischtees integrieren, um auch eine entkrampfende Komponente gegen Blähungen im Tee zu haben.

Bei einer Gallenkolik kann man Fencheltee pur trinken oder als wichtigen Bestandteil eines entkrampfenden Mischtees.

Man erhält Fenchelsamen in Apotheken und nahezu jedem Supermarkt.

Javanische Gelbwurz

Die Javanische Gelbwurz ist nahe verwandt mit dem Gewürz Kurkuma. Seit einiger Zeit ist die javanische Gelbwurz sehr häufig in handelsüblichen Mischtees zur Behandlung von Gallenerkrankungen zu finden. Sie gehört damit zu den modernen, beliebten Gallen-Kräutern.

Die Javanische Gelbwurz steigert die Produktion und den Fluss des Gallensaftes. Außerdem wirkt sie entzündungshemmend und antibakteriell.

Daher hilft sie besonders gut bei Entzündungen der Gallenblase und der Gallenwege. Man kann sie einerseits bei akuter als auch bei chronischer Gallenblasenentzündung einsetzen.

Auch bei einer zu schwachen Produktion an Gallensaft und damit verbundenen Verdauungsstörungen kann die Javanische Gelbwurz helfen. Daher eignet sie sich auch zur Behandlung des Postcholezystektomiesyndroms.

Bei einem Verschluss der Gallenwege und Gelbsucht sollte man die javanische Gelbwurz jedoch nicht anwenden, weil noch mehr Gallensaft dann nicht gut ist. Wenn man Gallensteine hat, sollte man die Anwendung der javanischen Gelbwurz mit dem Arzt besprechen.

Die javanische Gelbwurz eignet sich vor allem zur Anwendung in Teemischungen, weil sie dann mild wirkt. Außerdem schmeckt sie als Einzeltee etwas muffig.

Kamille

Die Kamille ist keine ausgesprochene Gallen-Heilpflanze. Sie lindert jedoch Verdauungsbeschwerden. Außerdem wirkt sie krampflösend, entzündungshemmend und antibakteriell.

Man kann die Kamille also bei Blähungen und bei Entzündungen der Gallenblase einsetzen. Auch bei einer Kolik kann man die Kamille einsetzen, um die Gallenblase zu entkrampfen.

Kamille eignet sich zur Anwendung als Einzeltee und in Teemischungen.

Man erhält sie in Apotheken und fast allen Supermärkten.

Kümmel

Kümmel-Samen wirken ähnlich wie Fenchel, sie sind sogar stärker. Allerdings schmeckt der Kümmel nicht so lieblich wie der Fenchel.

Kümmel hilft vor allem gegen Blähungen und krampfartige Beschwerden der inneren Organe.

Daher kann der Kümmel einerseits gegen die Verdauungsbeschwerden durch Gallensteine helfen. Andererseits kann Kümmel auch die Beschwerden bei einer Kolik lindern.

Kümmel kann man in der Küche als Gewürz verwenden, um die Verträglichkeit der Nahrung zu verbessern.

Man kann ihn auch als Einzel-Tee oder in Mischtees trinken, um Verdauungsbeschwerden und Koliken zu lindern.

Löwenzahn

Der Löwenzahn ist eine traditionelle Heilpflanze zur Behandlung von Gallenerkrankungen, die auch heute nichts von ihrer Bedeutung eingebüßt hat.

Laut neuen Untersuchungen ist der Löwenzahn in der Lage, das Wachstum von Gallensteinen zu bremsen.

Außerdem wird durch die im Löwenzahn enthaltenen Bitterstoffe die Gallensaftproduktion angeregt. Löwenzahn wirkt auch krampflösend und entzündungshemmend. Er hilft bei der Fettverdauung.

Daher eignet sich der Löwenzahn zur Behandlung von Gallenschwäche, Postcholezystektomie-Syndrom und Gallenblasenentzündung.

Bei einem Verschluss der Gallenwege sollte man ihn jedoch nicht einsetzen, weshalb er sich auch nicht zur Behandlung einer Gallenkolik eignet.

Mariendistel

Die Früchte der Mariendistel wirken in erster Linie leberschützend. So verhindern sie Leberschädigungen infolge der Gallenprobleme. Eine gesunde Leber ist auch eher in der Lage ausreichend Gallensaft mit einer ausgewogenen Zusammensetzung herzustellen. Daher wirkt die Mariendistel indirekt auch günstig auf das Gallensystem.

Man kann die Mariendistel bei fast allen Arten von Gallenbeschwerden einsetzen.

Es gibt sie als Fertigpräparat in Kapsel- oder Tablettenform. Man kann sie auch als Einzel- oder Mischtee trinken.

Pfefferminze

Die Pfefferminze wirkt in vielfacher Hinsicht günstig bei Gallenerkrankungen. Außerdem schmeckt sie gut und erfrischend. Daher ist sie heutzutage ein Hauptbestandteil der meisten Gallentees.

Die Pfefferminze wirkt leicht galletreibend und außerdem blähungslindernd und krampflösend.

Man kann die Pfefferminze bei Gallenschwäche, Postcholezystektomiesyndrom, Verdauungsbeschwerden und Blähungen einsetzen.

Wegen der galletreibenden Wirkung sollte man mit Pfefferminze vorsichtig sein bei Koliken und bei Gallensteinen, die zu Koliken neigen.

Man kann die Pfefferminze als Einzeltee oder in Mischtees anwenden.

Schafgarbe

Obwohl die Schafgarbe eher als Frauenkraut bekannt ist, hat sie auch eine ausgeprägte galletreibende Wirkung.

Daher wird sie heutzutage mehr und mehr gegen Gallenerkrankungen eingesetzt, weil sie eine milde Wirkung hat.

Zusätzlich wirkt die Schafgarbe krampflösend, entzündungshemmend und antibakteriell.

Man kann die Schafgarbe daher bei Gallenschwäche und daraus folgenden Verdauungsstörungen einsetzen. Auch bei Gallenblasenentzündungen kann man die Schafgarbe verwenden.

Die Schafgarbe kann bei Frauen auch indirekt dazu beitragen, dass Gallensteine nicht wachsen. Sie ist nämlich in der Lage den Progesteron-Spiegel zu stärken, sodass das Verhältnis zwischen Östrogen und Progesteron ausgewogen ist. Ein dominanter Östrogenspiegel (Östrogen-Dominanz) fördert die Entstehung von Gallensteinen (siehe Seite 19). Daher wirkt die Schafgarbe bei Frauen dem Gallenstein-Wachstum entgegen.

Das Kraut der Schafgarbe erhält man in Apotheken und in Kräuterläden. In vielen Teemischungen ist Schafgarbe enthalten.

Schöllkraut

Das Schöllkraut ist eine klassische Heilpflanze gegen Leber- und Gallebeschwerden. Doch die darin enthaltenen Alkaloide wirken so stark, dass man das Schöllkraut mit großer Vorsicht einsetzen sollte.

Schöllkraut wirkt galletreibend und stärkt den Fluss des Gallensaftes. Außerdem wirkt es entkrampfend und entzündungshemmend.

Man kann es bei Gallenschwäche einsetzen, das heißt bei Störungen der Fettverdauung aufgrund von zu wenig Gallensaft. Auch bei Gallenblasenentzündungen kann das Schöllkraut helfen. Ebenso sind gallebedingte Blähungen ein Einsatzgebiet für das Schöllkraut.

Doch da die galletreibende Wirkung sehr stark ist, darf man das Schöllkraut nicht bei einem Verschluss der Gallenwege verwenden, also auch nicht bei einer Kolik, obwohl die entkrampfende Wirkung gerade dann sehr wünschenswert wäre.

Man sollte das Schöllkraut am besten in Teemischungen einsetzen, weil seine starke Wirkung durch die Mischung abgemildert wird. Wenn man das Schöllkraut länger als vier Wochen im Jahr verwenden will, sollte man vom Arzt die Leberwerte überprüfen lassen.

In hoher Dosis kann das Schöllkraut giftig sein. Bei Kleinkindern kann es sogar zum Tode führen!

Schöllkraut ist nicht mehr frei verkäuflich, sondern nur noch in Apotheken erhältlich. Dort erhält man es auch nur nach einer Aufklärung über die Risiken und die Einschränkungen der Behandlungsdauer und Dosis. Manche Apotheken können sich eventuell auch weigern, das Schöllkraut zu verkaufen. Man muss den Apothekern glaubhaft versichern, dass man weiß, was man mit dem Schöllkraut tun will.

Daher ist der Einsatz von Schöllkraut nur etwas für fortgeschrittene Heilkräuter-Anwender, obwohl es eine wertvolle, starke Heilpflanze gegen Gallenprobleme ist.

Wegwarte

Die Wegwarte ist eine traditionelle, aber nicht sehr häufig verwendete, Heilpflanze zur Behandlung von Leber- und Galle-Erkrankungen.

Die Wurzel der Wegwarte ist leicht bitter und wirkt mild galletreibend.

Daher eignet sie sich zur Behandlung von Gallenschwäche, bei gallenbedingten Verdauungsbeschwerden und beim Postcholezystektomie-Syndrom.

Wegwarten-Wurzel kann man in Apotheken und in den meisten Kräuterläden kaufen.

Verwandte der Wegwarte gibt es auch als Lebensmittel: der Chicoree, der Endivien-Salat, der Radicchio und der Chicoree-Ersatzkaffee enthalten auch die Bitterstoffe der Wegwarte, die die Gallenfunktion stärken.

Wermut

Der Wermut wird schon seit der Antike gegen Beschwerden des Verdauungssystems eingesetzt.

Die starken Bitterstoffe und anderen Wirkstoffe des Wermuts wirken galletreibend, krampflösend, blähungslindernd, entzündungshemmend und stärkend auf die Verdauungsorgane.

Daher eignet sich der Wermut zur Behandlung von Gallenschwäche, Verdauungsbeschwerden aufgrund von Gallensteinen, Postcholezystektomiesyndrom und Gallenblasenentzündungen.

Da der Wermut sehr bitter ist, hat er jedoch an Beliebtheit deutlich eingebüßt. Auch wenn er nur zu einem geringen Teil in einer Teemischung enthalten ist, schmeckt diese deutlich bitter. Wer den bitteren Geschmack nicht scheut, erhält dank Wermut eine sehr kraftvolle Teemischung. Als Einzeltee ist der Wermut kaum genießbar und außerdem ist das in ihm enthaltene ätherische Öl Thujon in hoher Dosis schädlich.

Man erhält den Wermut in Apotheken und den meisten Kräuterläden.

Teemischungen

Heilpflanzen eignen sich zur Anwendung als Teemischung.

Dadurch kann man die Wirkung mehrerer Heilpflanzen kombinieren. Eventuelle Nebenwirkungen, die die Pflanzen bei einzelner Anwendung haben könnten, werden durch die Kombination verhindert.

Bei den nachfolgenden Teemischungen werden 100 Gramm Kräuter zusammengestellt. Diese Mischungen dienen als Vorrat.

Wenn man nur eine kleine Menge braucht, kann man sich die Kräuter auch in kleinen Mengen zusammenstellen. Dazu reicht es, das ungefähre Mengenverhältnis zu beachten.

Beachten Sie auch die Hinweise zur Anwendung der Teemischungen (siehe Seite 65).

Teemischungen zur Stärkung der Gallenfunktion

Mit den Teemischungen zur Stärkung der Gallenfunktion kann man eine ganze Reihe von Gallenerkrankungen behandeln.

Die Gemeinsamkeit dieser Gallenerkrankungen ist, dass nicht genug Gallensaft für die Fettverdauung zur Verfügung steht. Das kann bei Gallensteinen der Fall sein, aber auch beim Postcholezystektomie-Syndrom nach einer Gallenblasen-Entfernung. Auch bei einer Reizgallenblase fehlt oft Gallensaft für die Fettverdauung. Die Folgen des fehlenden Gallensaftes sind oft Blähungen, Völlegefühl, Durchfall, Schmerzen in rechten Oberbauch.

Einen galletreibenden Tee trinkt man am besten eine halbe Stunde vor den Mahlzeiten.

Achtung!

Die folgenden Teemischungen wirken galletreibend. Daher dürfen sie nicht bei Verschluss der Gallenwege verwendet werden, auch nicht bei einer Kolik. Bei Gallensteinen sollte man den Arzt fragen, ob man den galletreibenden Tee trinken darf.

Milder wohlschmeckender Galle-Tee 1

Der folgende Tee zur Gallenstärkung hat eine milde Wirkung und ein wohlschmeckendes Aroma durch die verwendete Pfefferminze.

Mischen Sie folgende Kräuter:

- 30 gr Pfefferminze
- 30 gr Schafgarbe
- 20 gr Wegwarte
- 20 gr Mariendistel

Milder wohlschmeckender Galle-Tee 2

Der folgende Tee zur Gallenstärkung hat eine milde Wirkung und ein wohlschmeckendes Aroma durch den entkrampfenden Fenchel.

Man kann ihn als Abwechslung zur ersten Teemischung verwenden.

Mischen Sie folgende Kräuter:

- 40 gr Fenchel
- 30 gr Schafgarbe
- 30 gr Javanische Gelbwurz

Bitterer Galle-Tee

Traditionell sind Galle-Tees richtig bitter. Das ist zwar aus der Mode gekommen, aber manche mögen es immer noch bitter. Für die Freunde des bitteren Tees ist folgende Mischung geeignet.

Mischen Sie folgende Kräuter:

- 50 gr Artischocken-Blätter
- 30 gr Löwenzahn-Wurzel
- 20 gr Wermut-Kraut

Stark wirkender Galle-Tee

Dieser Galle-Tee unterscheidet sich von den anderen Galle-Tees vorwiegend durch das Schöllkraut, das eine sehr starke Wirkung hat, aber nicht so leicht erhältlich ist und nicht in unbegrenzter Menge angewendet werden darf. Auch der Erdrauch ist nicht überall zu bekommen.

Diese Teemischung schmeckt außerdem ziemlich bitter.

Mischen Sie folgende Kräuter:

- 40 gr Artischocke

- 30 gr Erdrauch
- 30 gr Schöllkraut

Teemischung gegen Gallensteine

Die folgende Teemischung dient dazu, das Wachstum von Gallensteinen zu verhindern oder zu verlangsamen.

Da die verwendeten Kräuter außerdem galletreibend wirken, sollte man bei vorhandenen Gallensteinen den Arzt fragen, ob man die Teemischung verwenden darf.

Der Tee schmeckt ziemlich bitter.

Wer den Tee mit erfrischender Pfefferminze geschmacklich aufwerten will, kann dies tun. Die Pfefferminze verhindert jedoch nicht die Bildung von Gallensteinen, wirkt aber galletreibend und entkrampfend.

Mischen Sie folgende Kräuter:

- 40 gr Schafgarbe
- 30 gr Artischocke
- 30 gr Löwenzahn
- (evtl. 30 gr Pfefferminze)

Teemischung gegen Gallenkoliken

Bei einer Teemischung gegen Gallenkoliken kommt es einerseits darauf an, dass die verwendeten Kräuter entkrampfend wirken.

Außerdem dürfen die Kräuter nicht galletreibend wirken, weil bei einer Gallenkolik meistens ein Gallestau vorliegt und noch mehr Gallensaft nicht erwünscht ist.

Mischen Sie folgende Kräuter:

- 40 gr Fenchel
- 30 gr Kümmel
- 30 gr Kamille

Falls Sie keine Mischung für eine Gallenkolik vorbereitet haben, können Sie im akuten Fall einer Kolik auch einfach Fencheltee verwenden.

Meistens reicht ein Kräutertee nicht aus, um die Schmerzen bei einer Kolik ausreichend zu lindern.

Verwenden Sie zusätzlich eine Wärmflasche, ein krampflösendes Medikament und bei Bedarf ein Schmerzmittel (siehe Seite 26).

Teemischung gegen akute Gallenblasen-Entzündung

Bei einer akuten Gallenblasenentzündung braucht man in erster Linie Heilpflanzen, die entzündungshemmend und antibakteriell wirken.

Weil bei einer akuten Gallenblasenentzündung häufig der Gallenfluss gestört ist, sollte man keine galletreibenden Heilpflanzen verwenden. Krampflösende Heilpflanzen sind jedoch sinnvoll, weil eine Gallenblasenentzündung häufig mit krampfartigen Schmerzen verbunden ist.

Mischen Sie folgende Kräuter:

* 50 gr Kamille
* 30 gr Mariendistel
* 20 gr Fenchel

Eine akute Gallenblasenentzündung gehört unbedingt in die Hand des Arztes. Kräutertees sollte man nur als ergänzende Behandlung anwenden.

Wenn man bei einer akuten Gallenblasenentzündung Fieber hat, braucht man unbedingt Antibiotika.

Teemischung gegen chronische Gallenblasen-Entzündung

Bei einer chronischen Gallenblasenentzündung geht es auch um eine entzündungshemmende Wirkung durch Heilkräuter.

Eine chronische Gallenblasenentzündung steht jedoch auch häufig mit einer Gallenschwäche und Verdauungsproblemen durch fehlenden Gallensaft in Verbindung. Daher braucht man auch galletreibende Kräuter.

Wenn man Gallensteine hat, was bei einer chronischen Gallenblasenentzündung meistens der Fall ist, sollte man den Arzt fragen, ob man einen galletreibenden Kräutertee trinken darf.

Mischen Sie folgende Kräuter:

* 30 gr Schafgarbe
* 30 gr Kamille
* 20 gr Javanische Gelbwurz
* 20 gr Löwenzahnwurzel

Teemischungen gegen Reizgallenblase

Bei einer Reizgallenblase braucht man einerseits eine galletreibende Wirkung und andererseits eine entkrampfende Wirkung, um den Gallenwegen zu einer kräftigen aber entspannten Arbeitsweise zu verhelfen.

Mischen Sie folgende Kräuter:

- 30 gr Pfefferminze
- 30 gr Schafgarbe
- 20 gr Löwenzahnwurzel
- 20 gr Fenchel

Alternativ können Sie gegen Reizgallenblase auch alle Teemischungen verwenden, die zur Stärkung der Gallenfunktion vorgeschlagen werden (siehe Seite 61).

Tee-Anwendung

Eine Teemischung bereitet man normalerweise als Aufguss zu, also als ganz normalen Tee.

So bereitet man den Tee zu:

- Von der Teemischung nimmt man einen gehäuften Teelöffel pro Tasse.
- Die Kräuter werden mit kochendem Wasser übergossen.
- Den Tee lässt man 10 bis 15 Minuten ziehen.
- Dann filtert man den Tee ab.
- Den Tee trinkt man in kleinen Schlucken, am besten ungesüßt.

Wer will, kann den Tee leicht süßen. Die Wirkung der Bitterstoffe wird dadurch jedoch abgeschwächt.

Die einzelnen Teemischungen kann man auf Wunsch sechs Wochen hintereinander anwenden. Danach sollte man ein bis drei Wochen Pause damit machen, bevor man ihn wieder für sechs Wochen trinken kann.

Die Pause dient dazu, dass sich der Körper nicht zu sehr an die Heilpflanzen gewöhnt, was ihre Wirkung verringern würde. Während der Pause kann man einen anderen Kräutertee oder eine andere Teemischung trinken.

Teemischung selbst zusammenstellen

Man kann die vorgeschlagenen Teemischungen auch als Inspiration nehmen und sich selbst einen Tee zusammenstellen.

Für die Zusammenstellung von Kräutern als Teemischung gibt es einige einfache Grundregeln, die für gelungene Kräutermischungen sorgen.

Man muss diese Regeln jedoch nicht streng befolgen, vor allem wenn man nur eine beschränkte Anzahl von Kräutern zur Verfügung hat.

- Eine Teemischung besteht am besten aus 3 bis 7 verschiedenen Kräutern.
- Verwenden Sie ein bis drei Hauptkräuter, deren Wirkung sehr gut zum Einsatzzweck passt.
- Verwenden Sie auf Wunsch ein oder mehrere Ergänzungskräuter, deren Wirkung die Hauptwirkung unterstützt, beispielsweise eine krampflösende Wirkung gegen Koliken.
- Verwenden Sie auf Wunsch eine geschmacksfördernde Heilpflanze, um den Geschmack der Teemischung zu verbessern. Am besten ist es, wenn das wohlschmeckende Kraut die Wirkung des Tees unterstützt, beispielsweise Fenchel in einer Gallen-Teemischung.
- Verwenden Sie auf Wunsch eine oder mehrere Schmuckdrogen, die der Teemischung ein hübsches Aussehen verleihen. Dazu eignen sich farbige Blüten beispielsweise Ringelblume oder Kornblume.
- Verwenden Sie auf Wunsch eine oder mehrere stabilisierende Heilpflanzen, die die einzelnen Kräuter der Teemischung zusammenhalten und vor dem Entmischen bewahren. Dazu eignen sich wollige, flauschige Kräuter beispielsweise Artischockenblätter oder Schafgarbe. Am besten ist es, wenn die Wirkung zur gewünschten Wirkung der Gesamt-Mischung passt.
- Messen oder wiegen Sie die einzelnen Bestandteile der Teemischung sorgfältig ab und geben Sie sie in eine ausreichend große Schüssel.
- Vermischen Sie die Kräuter sorgfältig.
- Bewahren Sie die Teemischung wahlweise in einer Papiertüte, einer Zellophantüte, einem dunklen Glas oder einer Teedose auf.
- Beschriften Sie die Teemischung mit Inhalt und Datum.

Verwenden Sie galletreibende Kräuter nur, wenn die Gallenwege nicht verschlossen sind. Auch für Mischungen gegen Koliken sollte man keine galletreibenden Kräuter verwenden.

Gekaufte Teemischungen

In Apotheken und im Handel erhält man zahlreiche verschiedene fertige Teemischungen für Leber und Galle.

Früher waren diese Teemischungen häufig ziemlich bitter, wie man es von einem Galletee erwartet.

Doch heutzutage werden bittere Kräuter nur sehr behutsam eingesetzt. Das liegt wohl daran, dass nur noch wenige Menschen bereit sind, bittere Kräutertees zu trinken.

Statt bitterer Heilpflanzen wird in den meisten fertigen Teemischungen viel Pfefferminze eingesetzt, weil Pfefferminze günstige Heilwirkungen auf die Galle hat und außerdem gut schmeckt.

Schüssler-Salze

Die Biochemie nach Dr. Schüssler ist eine beliebte, sanfte Heilmethode. Meistens nennt man diese Methode einfach "Schüssler-Salze".

Sie basiert auf der Idee, dass Krankheiten durch einen Mangel an Mineralsalzen in den Zellen entstehen. Die Schüsslersalze sind homöopathisch potenzierte Mineralsalze, die diesen Mangel ausgleichen sollen.

Sie werden normalerweise als Tabletten auf der Basis von Milchzucker angeboten. Wer eine Laktose-Intoleranz hat, kann alternativ Schüsslersalze als Globuli (Zucker-Kügelchen) verwenden.

Man kann die Schüsslersalze ergänzend zu anderen Behandlungsmethoden gegen Gallensteine einsetzen.

Schüsslersalze sind rezeptfrei aber apothekenpflichtig. Man kann sie in jeder Apotheke bestellen.

Schüsslersalze gegen Gallenkolik

Bei einer Gallenkolik ist ein Mittel besonders geeignet:

* Nr. 7 Magnesium Phosphoricum

Da es um eine Akutbehandlung geht, ist eine häufige Einnahme der Tabletten sinnvoll.

Während der intensiven Phase der Kolik nimmt man etwa einmal pro Stunde eine Tablette und lässt sie langsam im Munde zergehen.

Schüsslersalz als Heißgetränk

Alternativ oder ergänzend kann man das Schüsslersalz auch als Heißgetränk anwenden.

Durch die Auflösung in heißem Wasser wirkt das Schüssler-Heißgetränk besonders intensiv und schnell.

Dazu geht man folgendermaßen vor:

- Geben Sie 5 bis 10 Tabletten von Nr. 7 Magnesium Phosphoricum in eine Tasse.
- Gießen Sie heißes Wasser über die Tabletten.
- Warten Sie, bis sich die Tabletten aufgelöst haben.
- Mit einem Plastiklöffel können Sie umrühren, damit sich die Tabletten schneller auflösen. Metalllöffel sollten nicht verwendet werden.
- Trinken Sie das Heißgetränk in kleinen Schlucken.

Schüsslersalze zur Dauerbehandlung

Um in der kolikfreien Zeit eventuelle Beschwerden zu lindern und die Verdauung zu stärken, können auch Schüsslersalze angewendet werden.

Zu diesem Zweck eignen sich vor allem zwei Mittel:

- Nr. 9 Natrium Phosphoricum
- Nr. 10 Natrium Sulfuricum

Diese beiden Mittel nimmt man im Wechsel ein, beispielsweise:

- Morgens: 5 - 10 Tabletten Nr. 9 Natrium Phosphoricum
- Abends: 5 - 10 Tabletten Nr. 10 Natrium Sulfuricum

Nach jeder Einnahme trinkt man mindestens ein Glas Wasser.

Homöopathie

Der Arzt Dr. Hahnemann hat im 19. Jahrhundert die Homöopathie entwickelt, die auch heute nichts von ihrer Aktualität eingebüßt hat.

Hahnemann fand heraus, dass Gesundheitsbeschwerden durch Mittel gelindert werden können, die beim Gesunden ähnliche Beschwerden auslösen können.

Aus diesem Grundprinzip ergibt sich der Leitsatz der Homöopathie:

Similia similibus curentur - Ähnliches wird durch Ähnliches geheilt.

Homöopathische Mittel werden außerdem potenziert angewendet. Das bedeutet, dass sie stufenweise verdünnt werden. Wenn das Mittel mehrmals mit der zehnfachen Menge Verdünnungsmittel (z.B. Wasser) verdünnt wird, spricht man von D-Potenzen. Bei mehreren hundertfachen Verdünnungen ergeben sich C-Potenzen.

Für die Laienhomöopathie eignen sich niedrige Potenzen zwischen D4 und D12. Wenn man eine gezielte Konstitutionsbehandlung mithilfe der Homöopathie haben will, dann geht man am besten zu einem erfahrenen Homöopathen. Dieser findet mithilfe einer ausführlichen Befragung das individuell am besten passende Mittel heraus.

Homöopathische Mittel von D4 aufwärts sind rezeptfrei aber apothekenpflichtig. Man kann sie in Apotheken bestellen.

Kolik

Zur Behandlung einer Kolik eignen sich folgende homöopathische Mittel:
- Belladonna D4
- Bryonia alba D4
- Citrullus colocynthis D4
- Magnesium phosphoricum D6
- Nux vomica D6

Die Mittel werden wahlweise in den Potenzen D4 bis D6 angewendet.
- Anfangs nimmt man stündlich 5 Globuli oder 5 Tropfen.
- Wenn die Kolik etwas nachlässt, reduziert man die Häufigkeit auf 3 mal täglich 20 Globuli oder Tropfen.

Dauerbehandlung der Gallensteine

Für die Dauerbehandlung der Gallensteine eignen sich andere homöopathische Mittel.

Folgende Mittel sind besonders gut geeignet, um ein weiteres Anwachsen der Gallensteine zu verringern und die Leber zu stärken:

- Chelidonium D6
- Carduus D6
- Calculi biliares D6
- Cholesterinum D12

Die Mittel werden wahlweise in den Potenzen D6 oder D12 angewendet.
- Man nimmt 3 mal täglich 5 bis 10 Globuli oder Tropfen ein.

Aromatherapie

Die Aromatherapie ist die Heilkunst mit ätherischen Ölen. Ätherische Öle sind die duftenden Bestandteile vieler Pflanzen.

Diese ätherischen Öle riechen nicht nur intensiv, sie haben auch vielfältige Heilwirkungen. Unter anderem können sie schmerzstillend wirken und Entzündungen verringern. Manche ätherische Öle haben auch eine kühlende Wirkung.

Folgende ätherische Öle eignen sich zur Behandlung des Bauchraumes unter dem rechten Rippenbogen:

- Ackerminze
- Angelika
- Anis
- Fenchel
- Fichte
- Immortelle
- Kamille
- Kiefer
- Kümmel
- Lavendel
- Melisse
- Minze

Suchen Sie sich ganz nach Ihren Vorlieben eines oder mehrere dieser ätherischen Öle aus.

Man erhält ätherische Öle in Bioläden, Kräuterläden und Apotheken, manchmal auch in gut sortierten Drogerien.

Anwendung der ätherischen Öle

So werden die ätherischen Öle angewendet:

- Besorgen Sie sich ein gutes Pflanzenöl, beispielsweise Mandelöl, Jojobaöl oder Rapsöl.
- Füllen Sie 100 ml dieses Pflanzenöls in eine Flasche.
- Tropfen Sie zunächst insgesamt 50 Tropfen der gewünschten ätherischen Öle in das Pflanzenöl.
- Schütteln Sie die Flasche, damit sich Pflanzenöl und ätherische Öle vermischen.

- Riechen Sie an der Mischung und tragen Sie ein wenig auf Ihren Handrücken auf.
- Wenn Ihnen der Duft noch zu schwach ist, fügen Sie weitere 50 Tropfen der ätherischen Öle hinzu.
- Schütteln und probieren Sie erneut.
- Wenn Sie mit Ihrer Ölmischung zufrieden sind, können Sie sie anwenden.
- Reiben Sie die Gegend unter dem rechten Rippenbogen sanft damit ein.

Akupunktur

Die chinesische Akupunktur ist eine gern genutzte Möglichkeit, um die Gallensteinbehandlung zu unterstützen.

Akupunktur ist eine Heilmethode, die vom Fachmann durchgeführt werden muss. Eine Selbstbehandlung ist nicht möglich.

Bei der Akupunktur handelt es sich um eine Behandlungsmethode, die auf den Lehren der traditionellen chinesischen Medizin (TCM) beruht.

Diese Lehre geht von Energieleitbahnen im Körper aus, durch die die Lebensenergie zirkuliert. Man nennt diese Energieleitbahnen "Meridiane". Die Organe des Körpers werden über die Meridiane mit Lebensenergie versorgt.

Wenn der Energiefluss in den Meridianen gestört ist, kommt es zu Gesundheitsbeschwerden und Krankheiten.

Auch Gallensteine werden als Störung des Energieflusses interpretiert. Die genaue Erklärung kann von Patient zu Patient abweichen.

Damit die Energie wieder ungestört fließen kann, werden bei der Akupunktur dünne Nadeln an bestimmte Punkte im Verlauf der Meridiane gestochen.

Je nach Bedarf wird dadurch der Energiefluss beschleunigt oder verlangsamt.

Mithilfe der Pulsdiagnose kann der Fachmann feststellen, in welchen Meridianen zu viel und in welchen zu wenig Energie fließt.

Akupunkturpunkte zur Gallenbehandlung

Die Akupunkturpunkte, die bei der Behandlung der Gallenblasen-
Beschwerden verwendet werden, hängen vom individuellen Befund des
Energieflusses ab.

Häufig liegt eine Stagnation des Energieflusses mit Füllestörung von
Leber und Gallenblase vor. Die geeigneten Punkte werden vor allem
sedierend behandelt.

Besonders häufig verwendete Akupunkturpunkte sind folgende:

Du 20	Zentraler Lenker	Baihui	Beruhigende Wirkung
Gb. 24	Gallenblasenmeridian	Riyue	Alarmpunkt, gegen Gallenschmerzen
Le. 14	Lebermeridian	Qimen	Gegen Schmerzen im Oberbauch
Bl. 19	Blasenmeridian	Danshu	Transportpunkt zur Gallenblase
Bl. 18	Blasenmeridian	Ganshu	Transportpunkt zur Leber
Ma. 21	Magenmeridian	Liangmen	Gegen Übelkeit und Erbrechen
Gb. 21	Gallenblasenmeridian	Jianjing	Alarmpunkt, gegen Gallenerkrankungen
Le. 6	Lebermeridian	Zhongdu	Stärkt Leberfunktion und Energiefluss

Die Behandlung von weiteren Punkten ist möglich.

Schmerzen bei der Behandlung

Die Schmerzhaftigkeit der Akupunkturbehandlung hängt von der
jeweiligen Akupunktur-Schule ab.

- Bei der taiwanesischen Akupunktur werden dünne Nadeln sehr tief
  eingestochen.
- Bei der chinesischen Akupunktur werden dickere Nadeln sehr tief
  eingestochen. Diese Behandlungsweise ist schmerzhaft.

- Bei der japanischen Akupunktur werden dünne Nadel nur wenig tief eingestochen. Diese Behandlungsweise ist kaum schmerzhaft und wird daher immer beliebter.

Ziel der Behandlung

Durch die Akupunkturbehandlung sollen die Schmerzen im Bereich der Gallenblase gelindert werden. Eventuelle Entzündungen sollen zurück gehen.

Außerdem soll die Gallentätigkeit verbessert werden, sodass es weniger zu Steinen kommt und die Verdauungsbeschwerden nachlassen.

Sichtweise der Schulmedizin

Die Schulmedizin erkennt gewisse Erfolge der Akupunktur gegen die Gallenbeschwerden an.

Die Wirkungsweise der Akupunktur ist jedoch nicht wissenschaftlich erklärbar.

Einige Krankenkassen übernehmen die Kosten der Akupunkturbehandlung.

Andere Formen der Akupunktur

Es gibt auch Varianten der Akupunktur-Behandlung, bei denen nicht die üblicherweise verwendeten Nadeln eingesetzt werden.

- **Akupressur:** hier werden die Punkte mit den Fingern gedrückt. Daher eignet sie sich zur Selbstbehandlung.
- **Moxibustion:** die verwendeten Nadeln werden zusätzlich durch glühenden Beifuß erhitzt.
- **Laserakupunktur:** hierbei wird Laserlicht anstelle der Nadeln verwendet.
- **Elektroakupunktur:** hier werden elektrisch geladene, dünne Elektroden anstell der Nadeln verwendet. Bedingt zur Selbstbehandlung geeignet.
- **Injektionsakupunktur:** anstelle der einfachen Nadeln werden Spritzen eingestochen und ein Mittel injiziert.

Ayurveda

Die Ayurveda-Heilkunde ist die traditionelle Heilmethode Indiens.

Im Ayurveda werden die Körperfunktionen und die Ursachen für Krankheiten anders betrachtet als in der westlichen Medizin.

Erkrankungen der Gallenblase werden im Ayurveda als Störung von Pitta betrachtet, meistens soll Pitta zu stark sein.

Pitta ist der feurige Vertreter der drei Doshas in der ayurvedischen Tridosha-Lehre. Die Neigung zum Überwiegen eines der Doshas ist zwar angeboren, kann aber durch Behandlung ausgeglichen werden.

Pitta wird durch unterdrückten Ärger und Zorn verstärkt. Daher ist es aus ayurvedischer Sicht bei Gallenerkrankungen wichtig, ärgerverursachende Situationen zu ändern. Auch kann es helfen, wenn man lernt mit dem Ärger umzugehen. Dazu eignet sich beispielsweise Sport an frischer Luft oder Entspannungsübungen, z.B. Yoga.

In der ayurvedischen Heilkunde spielt die Vorstellung eine wichtige Rolle, dass sich Galle im Körper, vor allem im Darm ansammelt. Die Galle (Pitta-Mala) wird nicht gut genug ausgeschieden. Das erinnert eher an die Viersäftelehre aus der Antike als an westliche Vorstellungen, die bei Krankheiten der Gallenblase eher zu wenig Gallensaft im Darm annehmen.

Obwohl die Ursache und die Wirkungsweise der Behandlung ganz anders gesehen wird wie in der westlichen Medizin und Naturheilkunde, ist die Behandlung teilweise sehr ähnlich. Auch im Ayurveda werden beispielsweise bittere Kräuter gegen Galleerkrankungen eingesetzt.

Ayurvedische Ernährungs-Hinweise

Die Ernährungsempfehlungen der ayurvedischen Heilkunde bei Gallenerkrankungen ähneln teilweise den westlichen Empfehlungen.

Sowohl bei Gallensteinen als auch bei Gallenblasenentzündungen wird bittere Nahrung empfohlen.

Wenig mildes Fett, z.B. Pflanzenöl oder Ghee, ist gut, zu viel Fett schadet eher.

Bei Gallensteinen wird Milch empfohlen und mit Wasser verdünnter fettarmer Jogurt.

Außerdem werden Weintrauben, Äpfel und Granatäpfel empfohlen.

Ayurvedische Heilpflanzen-Behandlung

In der Ayurvedischen Heilkunde werden viele Heilpflanzen eingesetzt. Teilweise werden sogar die gleichen Heilpflanzen genutzt wie im Westen, teilweise aber auch exotische Pflanzen, die nur in Indien wachsen.

In der ayurvedischen Heilkunde werden Kräuter oft höher dosiert als im Westen. Die Kräuter werden auch relativ häufig lange gekocht und nicht nur als kurz ziehender Aufguss zubereitet. Beliebt ist auch die Mischung von Kräuterpulver mit Honig oder Ghee (Butterschmalz).

- **Aloe vera** (der gelbe Harzsaft): soll als Purgativum durch stark abführende Wirkung den Körper von zu viel Galle und zu viel Pitta befreien. Aus westlicher Sicht nicht empfehlenswert zur Behandlung von Gallenerkrankungen. Nur in geringen Mengen bei Verstopfung sinnvoll.
- **Guduci** (Curcuma longa): soll galle-anregend wirken und Pitta reduzieren. Die galletreibende Wirkung ist auch in der westlichen Pflanzenheilkunde bekannt.
- **Löwenzahn**: soll wirken, weil er bitter ist und Steine auflöst. Entspricht der westlichen Sichtweise. Entgiftet bei Pitta-Zuständen.
- **Manjishta** (Indische Krapppflanze): soll gegen Gallensteine helfen, weil es Steine auflösen kann. Verringert Pitta und beseitigt Stauungen.
- **Perle** (Asche): soll gegen Gallensteine helfen.
- **Petersilie**: soll gegen Gallensteine helfen, weil sie Steine auflöst. Sollte nur sparsam eingesetzt werden, weil Petersilie im Übermaß angewendet, Pitta verstärkt.
- **Rhabarber-Wurzel**: soll als Purgativum durch stark abführende Wirkung den Körper von zu viel Galle und zu viel Pitta befreien. Aus westlicher Sicht nicht empfehlenswert zur Behandlung von Gallenerkrankungen. Nur in geringen Mengen bei Verstopfung sinnvoll.
- **Schachtelhalm**: soll gegen Gallensteine helfen, weil er Steine auflöst. Verringert Pitta und soll von feurigen Gefühlen reinigen.
- **Schafgarbe**: soll Pitta und übermäßige Galle verringern und außerdem gegen Entzündungen helfen. Die Anwendung der Schafgarbe gegen Gallenerkrankungen entspricht der westlichen Anwendung.
- **Süßholz**: soll gegen Gallenblasenentzündungen helfen.

Neuraltherapie

Die Neuraltherapie ist eine Heilmethode, die sich zur Behandlung der Schmerzen bei einer Gallenkolik eignet.

Um die Kolikschmerzen mithilfe der Neuraltherapie zu lindern, braucht man zum Kolikzeitpunkt einen Arzt, der mit dieser Methode vertraut ist.

Prinzip der Neuraltherapie

Bei der Neuraltherapie wird an bestimmte Stellen des Körpers ein lokales Betäubungsmittel direkt unter der Haut eingespritzt. Dazu werden beispielsweise Lidocain oder Procain verwendet.

Meistens wird direkt im Bereich des Schmerzes gespritzt.

Die Wirkung setzt oft verblüffend schnell ein, sodass Schmerzen innerhalb von Sekunden verschwinden können. Daher spricht man auch vom Sekundenphänomen.

Weil die Wirkung sehr effektiv ist, wird diese Form der Schmerzlinderung auch von der Schulmedizin eingesetzt.

Die Segmenttherapie der Neuraltherapie setzt die Spritzen nicht direkt am Ort der Beschwerden, sondern in Reflexzonen, die mit den erkrankten Bereichen assoziiert sind. Das Prinzip ist etwas ähnlich wie bei der Akupunktur.

Wegen der Wirkung auf übergeordnete Regelkreise spricht man bei dieser Form der Neuraltherapie auch von einer Regulations- oder Umstimmungstherapie.

Häufig wird die richtige Reflexzone durch Versuch und Irrtum herausgefunden. Wenn die Injektion an einer Stelle zu einer Verbesserung führt, hat man die richtige Stelle gefunden.

Diese Variante der Neuraltherapie wird von der Schulmedizin nicht angewendet.

Wichtige Hinweise!

Bevor man die Neuraltherapie einsetzt, sollte man ärztlich abklären lassen, ob man gegen die verwendeten Mittel allergisch reagiert.

Bei Herzerkrankungen sollte die Neuraltherapie nicht eingesetzt werden.

Direkt nach der Neuraltherapie-Behandlung sollte man nicht Auto fahren, und keine gefährlichen Maschinen bedienen, weil die Behandlung manchmal zu einer eingeschränkten Fahrtüchtigkeit führen kann.

Wärmflasche

Die Wärmflasche ist der beste Begleiter für Menschen mit Gallenproblemen.

Die wärmende Wirkung der Wärmflasche auf den Bauchraum kann die
Gallenblase, die Gallengänge und die anderen Verdauungsorgane sehr gut
entkrampfen.

Durch die Entkrampfung der Gallenorgane können diese auch wieder
besser funktionieren, sodass sich die Beschwerden auch nach der Anwendung der Wärmflasche bessern können.

Sogar bei einer Gallenkolik kann eine Wärmflasche mitunter besser helfen als krampflösende Medikamente. Am besten wirken beide natürlich
in Kombination.

Auch bei sonstigen Beschwerden ist es sinnvoll, die Wärmflasche mit
anderen Heilmethoden, z.B. Kräutertees, zu kombinieren.

So wenden Sie die Wärmflasche an:

- Füllen Sie die Wärmflasche zu etwa Zweidrittel mit heißem Wasser.
  Verwenden Sie keinesfalls kochendes Wasser.
- Drücken Sie vorsichtig die verbleibende Luft aus der Wärmflasche.
- Verschließen Sie die Wärmflasche sorgfältig.
- Wenn die Wärmflasche keine Stoffumhüllung hat, wickeln Sie die
  Wärmflasche in ein Tuch, beispielsweise in ein dünnes Handtuch.
- Legen Sie die Wärmflasche auf Ihren rechten Oberbauch.
- Am besten legen Sie sich hin zur Anwendung der Wärmflasche.
- Lassen Sie die Wärmflasche einwirken, bis sie abgekühlt ist.

Sehr günstig ist es, die Wärmflasche abends vor dem Schlafengehen mit
ins Bett zu nehmen.

So kann sie bei Blähungen, Oberbauchschmerzen und auch in der
Heilungsphase nach einer Gallenblasen-Operation helfen.

Achtung!

Bei einer akuten Gallenblasen-Entzündung sollte man keine Wärmflasche
anwenden, denn sonst könnte die Entzündung verstärkt werden.

Leber-Wickel - Leber-Kompresse

Wickel und Umschläge kann man anwenden, um von außen auf Leber und Galle einzuwirken. Sie können Schmerzen etwas lindern und die Funktion beider Organe verbessern.

Der klassische Leberwickel ist eigentlich eine Leber-Kompresse oder ein Leber-Umschlag, weil man die Kompresse auf den Oberbauch auflegt und nicht um den ganzen Rumpf damit wickelt.

Beachten Sie außerdem den Schwedenkräuter-Umschlag (siehe Seite 79), der bei der Beschreibung der Schwedenkräuter vorgestellt wird.

Folgende Hilfsmittel braucht man für eine Leber-Kompresse:

- Ein dünnes Baumwoll- oder Leinentuch, z.B. Geschirrhandtuch.
- Ein dickeres Baumwolltuch, z.B. kleines Handtuch oder Moltontuch.
- Wolltuch oder dickes Handtuch, um die Wärme zu erhalten.

Die Leberkompresse ist eine warme Anwendung. Beim ersten Mal sollte man vorsichtig beginnen, das heißt zunächst nur leicht warm und nur kurzzeitig.

Wenn man gute Erfahrungen mit der Leberkompresse gemacht hat, kann man sie intensivieren.

So wird eine Leberkompresse durchgeführt:

- Tauchen Sie ein Baumwoll- oder Leinentuch in fast heißes Wasser und wringen Sie es anschließend leicht aus.
- Überprüfen Sie die Temperatur des Tuches an einer empfindlichen Stelle, z.B. Wange oder innerer Unterarm. Das Tuch sollte nicht zu heiß sein, denn man soll sich daran nicht verbrennen.
- Legen Sie das warme, feuchte Tuch vorsichtig auf den rechten Oberbauch.
- Legen Sie ein dickeres Baumwolltuch und ein dickes Handtuch über das feuchte Tuch.
- Lassen Sie den Umschlag 30 Minuten bis 2 Stunden lang auf dem Oberbauch einwirken.
- Entfernen Sie den Umschlag.
- Ruhen Sie sich danach noch eine Weile aus.

Schwedenkräuter

Die Schwedenkräuter sind eine Mischung aus mehreren stark wirksamen Heilpflanzen. Sie werden üblicherweise in Form einer Tinktur angewendet.

Mit Schwedenkräutern kann man zahlreiche Gesundheitsbeschwerden behandeln, da sie ein breites Wirkungsspektrum haben.

Zur Behandlung von Gallenbeschwerden eignen sie sich aus mehreren Gründen. Die Kräutermischung enthält mehrere galletreibende Kräuter und wirkt außerdem krampflösend. Die gesamte Verdauung wird angeregt.

Außerdem wirken die Schwedenkräuter bei der äußerlichen Anwendung schmerzlindernd und entzündungshemmend. Daher eignen sie sich zur Behandlung von Schmerzen im Gallenbereich.

Da die meisten der Heilpflanzen in der Schwedenkräuter-Mischung reich an Bitteraromen sind, wird die Mischung auch Schwedenbitter genannt.

Es gibt verschiedene Rezepturen für die Mischung, die in wesentlichen Elementen gleich sind. Sie unterscheiden sich jedoch in der Intensität und Verträglichkeit.

Ausführliche Informationen über Schwedenkräuter finden Sie im Buch von Eva Marbach "Heilen mit Schwedenkräutern" und auf der Internet-Seite www.heilen-mit-schwedenkraeutern.de.

Schwedenkräuter erhalten Sie entweder als fertige Tinktur oder als Pulver zum selber Ansetzen in Apotheken und manchen Kräuterläden. Wie man das Pulver in die fertige Schwedenkräuter-Tinktur verwandelt, steht als Anleitung auf der Pulver-Packung.

Innerliche Anwendung der Schwedenkräuter

Mit der innerlichen Anwendung der Schwedenkräuter können Sie die Produktion des Gallensaftes unterstützen. Innerlich eingenommen stärken die Schwedenkräuter die Verdauung und fördern die Arbeit von Leber und Galle.

Für einen empfindlichen Magen ist die innerliche Anwendung des großen Schwedenbitters oder eines kleinen Schwedenbitters mit geringem Kampfer-Anteil zu empfehlen. Nur robuste Mägen vertragen die Original-Rezeptur des kleinen Schwedenbitters.

So wendet man die Schwedenkräuter innerlich an:

- Geben Sie einen Teelöffel fertig angesetzte Schwedenkräuter in ein Glas mit lauwarmem oder kaltem Wasser.
- Trinken Sie das Schwedenkräuter-Wasser in kleinen Schlucken.

Am besten wirken die Schwedenkräuter, wenn man sie zwei bis drei Mal täglich vor den Mahlzeiten einnimmt.

Leberumschlag mit Schwedenkräutern

Umschläge mit Schwedenkräutern eignen sich sowohl zur Behandlung einer Gallenkolik als auch zur generellen Stärkung von Leber und Galle.

Mithilfe eines Schwedenkräuter-Umschlags können die Schmerzen gelindert und die Funktion der Gallenwege verbessert werden.

Für eine optimale Intensität empfiehlt sich die Verwendung der Original-Rezeptur des kleinen Schwedenbitters aus der Apotheke. Diese Rezeptur enthält viel Kampfer und hat dadurch bei der äußerlichen Anwendung eine besonders intensive Wirkung. Aber auch der große Schwedenbitter und Rezepturen mit wenig Kampfer haben eine relativ gute Wirkung.

Verwenden Sie als inneres Tuch entweder Küchenkrepp aus Papier oder ein Stofftuch, das dauerhaft braun werden darf. Als zusätzliche Schutzschicht brauchen Sie weitere Küchenkrepp-Tücher oder Plastikfolie.

So führt man einen Schwedenkräuter-Umschlag durch:

- Tragen Sie eine fettreiche Salbe auf den rechten Oberbauch auf, um die Haut zu schützen.
- Tauchen Sie das innere Tuch in kaltes Wasser und wringen Sie es anschließend aus.
- Träufeln Sie anschließend Schwedenkräuter-Tinktur auf das feuchte Tuch, bis es mit den Schwedenkräutern getränkt ist.
- Legen Sie das kühle, feuchte Tuch auf den Oberbauch.
- Legen Sie ein mehrfach gefaltetes Küchenkrepp-Tuch oder ein weiches Stück Plastikfolie über das feuchte Tuch, um die nächste Schicht vor Verschmutzung zu schützen.
- Wickeln Sie ein dickeres Baumwolltuch über das feuchte Tuch.
- Lassen Sie den Umschlag 60 Minuten bis über Nacht auf dem Bauch.
- Entfernen Sie den Umschlag.
- Entfernen Sie eventuelle Salben- und Schwedenkräuter-Reste zunächst vorsichtig mit einem Papiertuch und anschließend mit Wasser.

Propolis

Propolis ist eine harzige Substanz, die von Bienen hergestellt wird, um damit den Bienenstock abzudichten. Man spricht auch von Kittharz, weil das Harz ähnlich wie Kitt verwendet wird, um Ritzen zu verstopfen.

Die Abdichtung des Bienenstocks findet nicht nur physikalisch statt, sondern auch gegen Krankheitserreger. Für diesen Zweck enthält Propolis eine Vielzahl von hochwirksamen Inhaltstoffen, die gegen Krankheitserreger aller Art helfen können.

Diese heilkräftige Wirkung des Propolis machen wir Menschen uns zunutze, um unsere eigenen Krankheiten damit zu behandeln. Die im Propolis enthaltenen Vitamine, Spurenelemente, ätherischen Öle und sekundären Pflanzenwirkstoffe fördern Heilungsvorgänge im ganzen Körper. Propolis kann man daher für eine Vielzahl von gesundheitlichen Beschwerden einsetzen.

Auch gegen Gallenbeschwerden, insbesondere gegen Gallenblasenentzündung kann Propolis helfen. Propolis wirkt nämlich stark entzündungshemmend und antibakteriell.

Propolis regt auch die gesamte Verdauungstätigkeit an. Unter anderem fördert es die Bildung von Gallensaft und entkrampft nicht nur die Gallenwege, sondern auch den Darm. Daher hilft Propolis auch gegen Blähungen, die eine häufige Folge von Gallensteinen sind.

Zur Behandlung der Gallensteinbeschwerden oder als unterstützende Behandlung bei einer Gallenblasenentzündung kann man über mehrere Wochen hinweg eine Propolis-Kur durchführen.

Dazu hat man mehrere Möglichkeiten:

- **Propolis-Kapseln**: sind in Apotheken und in Drogerien erhältlich. Die Kapseln werden mehrmals täglich mit Wasser eingenommen.
- **Propolis-Harz**: kann man in manchen Apotheken bestellen und beim Imker beziehen. Eine kleine Menge Harz wird mehrmals täglich gründlich gekaut.
- **Propolis-Tinktur**: erhält man in manchen Apotheken, beim Imker und in manchen Kräuterläden. 50 Tropfen Tinktur werden mehrmals täglich mit Wasser verdünnt eingenommen.
- **Propolis-Umschlag**: die Tinktur dafür erhält man in Apotheken, beim Imker oder in Kräuterläden. Der Umschlag wird wie der Leberumschlag mit Schwedenkräutern durchgeführt (siehe Seite 80).

Bachblüten

Bachblüten sind eine feinstoffliche Methode, mit der man die seelische Befindlichkeit behandeln kann.

Die Bachblüten-Essenzen werden dadurch gewonnen, das frisch gesammelte Blüten auf Wasser gelegt und für einige Stunden in die Sonne gestellt werden. Die Sonne soll die Energie der Blüten auf das Wasser übertragen. Das Blütenwasser wird dann verdünnt angewendet.

Aus naturheilkundlicher Sicht steht die Neigung zu Gallensteinen in enger Verbindung mit Ärger und Zorn, vor allem, wenn er unterdrückt wird.

Die Auswahl der Bachblüten orientiert sich also an Stimmungen, die in Richtung Ärger gehen.

Folgende Bachblüten kann man einsetzen, um die Neigung zu Gallensteinen zu behandeln:

- **Holly**, bei Zorn als Grundstimmung
- **Impatiens**, bei Krämpfen (Koliken)
- **Mustard**, bei depressiver Grundstimmung
- **Rock Water**, bei unterdrückten Bedürfnissen
- **Vine**, bei dominanten Menschen
- **Willow**, bei innerem Groll

So wenden Sie die Bachblüten an:

- Füllen Sie eine 20-30 ml-Flasche zu etwa einem Drittel mit Brandy (wegen der Haltbarkeit).
- Geben von jeder der ausgewählten Bachblüten (maximal 7) 2 Tropfen in die Flasche.
- Füllen Sie den Rest mit stillem Mineral- oder Quellwasser auf.
- Nehmen Sie von dieser Mischung 4 mal täglich 4 Tropfen ein, wenn Sie keine anderen Dosierungsvorstellungen haben.

Behandlung bei einer Gallenkolik

Außerdem kann man bei Gallenkoliken die Notfalltropfen einsetzen.

Notfalltropfen setzen sich aus fünf verschiedenen Bachblüten zusammen, die vor allem bei großen und kleinen Notsituationen helfen sollen.

Man kann sie im Falle einer Kolik ergänzend zu krampflösenden Mitteln, Schmerzmitteln, Wärmflasche und Kräutertee einsetzen.

Edelstein-Heilkunde

Die Edelstein-Heilkunde ist eine feinstoffliche Heilmethode, die schon von Hildegard von Bingen im 12. Jahrhundert bekannt gemacht wurde.

Mit den sogenannten Heilsteinen kann man in erster Linie seelische Befindlichkeiten behandeln, ähnlich wie bei Bachblüten. Aber die Edelsteine werden auch häufig zur Behandlung von körperlichen Beschwerden verwendet.

Ihre Anwendung ist sinnvoll als begleitende Behandlung ergänzend zu Schulmedizin, Heilkräutern und anderen Naturheilmethoden.

Man kann die verwendeten Halbedelsteine als rundliche Trommelsteine in die Hand nehmen, in die Tasche stecken oder im Liegen auf den Körper legen. Auch als Halskette und Anhänger kann man die Heilsteine auf sich wirken lassen.

Wenn man Edelsteine einige Wochen in destilliertem Wasser ziehen lässt, erhält man eine Edelstein-Essenz, die man tropfenweise einnehmen kann. Die Wirkung ist jedoch feinstofflich und nicht materiell.

Folgende Heilsteine eignen sich zur Behandlung von Gallen-Erkrankungen:

- **Aquamarin**: reguliert den Hormonhaushalt und kann so indirekt gegen Gallensteine helfen.
- **Aventurin**: wirkt ausgleichend und mindert die Sorgen. Soll den Fettabbau anregen.
- **Baumachat**: fördert die Besonnenheit, auch in schwierigen Situationen.
- **Bergkristall**: gibt Energie, wirkt reinigend.
- **Bernstein**: fördert das sonnige Leben und die Sorglosigkeit.
- **Jaspis** (grün): fördert die Ausgeglichenheit. Soll entzündungs-hemmend wirken.
- **Magnesit**: soll den Magnesium-Stoffwechsel fördern. Hilft daher bei Gallenkoliken.
- **Malachit**: soll krampfartige Schmerzen lindern. Hilft daher bei Gallenkoliken. (Achtung! Nicht als Pulver einnehmen!)
- **Muskovit**: hilft ruhig und entspannt zu bleiben, auch in schwierigen Situationen.
- **Peridot**: löst aufgestauten Ärger. Soll die Funktion von Leber und Galle anregen.

Leberreinigung - Gallenspülung

In einigen Büchern und auf zahlreichen Internet-Seiten wird ein Leber-reinigungsprogramm propagiert, mit dem man angeblich zahlreiche Gallensteine ausscheiden kann. Außerdem soll dieses Leberreinigungs-programm die Leber von Schadstoffen reinigen können, damit die Leber besser arbeitet.

Bei diesem Leberreinigungs-Programm werden nach einer Fastenphase folgende Zutaten nacheinander oder in Kombination eingenommen:

- ca. 400 ml Olivenöl
- Grapefruitsaft
- Bittersalz in Wasser gelöst
- eventuelle andere Zutaten je nach Variante

Zur besseren Einwirkung legt man sich hin oder lässt die eingenommenen Zutaten über Nacht einwirken.

Anschließend kommt es normalerweise zu wässrigem Durchfall, bei dem zahlreiche Steinchen ausgeschieden werden.

Weil diese Steinchen grün sind, vermuten die Anwender, dass es sich um Gallensteine handelt.

Viele Anwender fühlen sich nach der Behandlung sehr gut und empfin-den ihre Leberfunktion als gestärkt. Es gibt zahlreiche begeisterte Anhänger dieser Methode. Viele davon führen die Leberreinigungs-Kur regelmäßig durch und erhalten immer wieder zahlreiche Steine in ihrem Stuhl.

Doch bei den ausgeschiedenen Steinen handelt es sich mitnichten um Gallensteine. Stattdessen sind es Produkte einer Verseifung, die aus den eingenommenen Substanzen Olivenöl, Grapefruitsaft und Bittersalz entstanden sind.

Es kommt auch nicht zu einer echten Leberreinigung. Der empfundene Wohlfühleffekt ist auf eine starke Placebo-Wirkung zurückzuführen. Bei solch einer heroischen Behandlung wie der Leberreinigung ist der Placebo-Effekt naturgemäß sehr stark. Die ausgeschiedenen Steine verstärken die subjektiv empfundene Wirkung der Kur.

Obwohl die meisten Anwender das Leberreinigungs-Programm ohne Schaden überstehen, besteht die Gefahr, dass durch das viele Öl eine Gallenkolik ausgelöst wird. Es kann auch zu weiteren Komplikationen kommen. Daher sollte man diese Kur nicht durchführen!

Ernährung

Zweifellos spielt die Ernährung bei der Entstehung und bei der Behandlung der Gallensteine eine wichtige Rolle. Doch die Bedeutung der Ernährung bei Gallenproblemen wird häufig überbewertet.

Wenn man eine starke Veranlagung zu Gallensteinen hat, kann man auch bei optimaler Ernährung nicht mit Sicherheit verhindern, dass die Gallensteine wachsen.

Bei ungünstiger Ernährung kann man das Wachstum der Gallensteine jedoch beschleunigen und Koliken und Entzündungen provozieren.

Unverträglichkeiten berücksichtigen

Die Verträglichkeit von Nahrungsmitteln ist bei Gallenerkrankungen jedoch häufig eingeschränkt.

Eine Änderung der Ernährung ist also oft eine zwangsläufige Folge aufgrund von Unverträglichkeiten.

Besonders häufig gibt es Unverträglichkeiten bei der Fettverdauung. Fettreiche Nahrungsmittel wie beispielsweise Schweinshaxen werden nicht mehr vertragen. Es kommt zu Oberbauchschmerzen, Völlegefühl, Blähungen, Übelkeit und eventuell Durchfall.

Probleme gibt es häufig auch mit hartgekochten Eiern, einerseits weil Eigelb sehr fettreich ist und andererseits weil hartgekochtes Ei besonders schwer verdaulich ist. Viele Gallekranke vertragen auch blähende Nahrungsmittel nur schlecht, beispielsweise Kohl und Hülsenfrüchte.

Wenn man Nahrungsmittel nicht verträgt, ist es sinnvoll, darauf zu verzichten, zumindest vorübergehend.

Mit einer gründlichen Behandlung der Gallenerkrankung, beispielsweise durch Heilpflanzen oder Gallenblasen-Operation, kann man viele der Unverträglichkeiten verringern, sodass man schließlich wieder alles oder fast alles essen kann.

Fett in Maßen genießen

Bei der Ernährung bei Gallensteinen spielt das Fett in der Nahrung die wichtigste Rolle.

Das hängt damit zusammen, dass der Gallensaft für die Fettverdauung notwendig ist. Wenn die Funktion der Gallenblase und der Gallenwege gestört ist, funktioniert die Fettverdauung nicht mehr richtig.

Ein Teil des Fettes bleibt unverdaut und gelangt in den Dickdarm. Dort verursacht es Blähungen und oft auch Durchfälle. Außerdem fördert es das Wachstum ungünstiger Darmbakterien.

Erstaunlicherweise fördern sowohl zu viel Fett als auch zu wenig Fett in der Nahrung die Entstehung von Gallensteinen, wenn auch aus unterschiedlichen Gründen.

Bei einer fettreichen Ernährung produziert die Leber ständig sehr viel Gallensaft. Dadurch gibt es insgesamt viel Gallensaft und daher auch eine große Menge Ausgangsmaterial für Gallensteine.

Bei einer fettarmen Ernährung wird der Gallensaft in der Gallenblase nur selten gebraucht. Die Gallenblase entleert sich nicht so oft und der darin enthaltene Gallensaft kann sich immer mehr konzentrieren, bis sich Gallensteine bilden. Dieses Phänomen tritt auch bei Diäten und beim Fasten auf, weshalb man beides vermeiden sollte, wenn man zu Gallensteinen neigt.

Fett sollte also weder zu viel noch zu wenig gegessen werden. Eine Ernährung mit mittelviel Fett ist gerade richtig.

Im Detail sollte man auch darauf achten, das Fett über die Mahlzeiten verteilt und nicht zu viel während einer Mahlzeit zu essen.

Kleine Mahlzeiten sind besser als große

Gallenpatienten haben häufig Probleme mit der Verdauung großer Mahlzeiten. Oft kommt es nach großen Mahlzeiten zu Völlegefühl und Blähungen, manchmal auch zu Gallenkoliken.

Schwere Mahlzeiten gelten sogar als die Haupt-Auslöser für Koliken.

Wenn man Gallensteine hat, isst man daher besser nur kleine Mahlzeiten. Falls sich der Hunger dann schnell wieder meldet, kann man eine Zwischenmahlzeit einschieben. Das Gleiche gilt auch für die meisten Menschen, denen die Gallenblase entfernt wurde.

In den letzten Jahren sind, vor allem zum Abnehmen, drei tägliche Mahlzeiten, mit mindestens fünf Stunden Pause dazwischen, modern geworden. Zwischenmahlzeiten gelten als tabu. In Hinblick auf den Blutzuckerspiegel und Abnehmerfolge ist diese Vorgehensweise auch durchaus nachvollziehbar.

Doch wenn man ein Gallepatient ist, sollte man sich nicht streng zu einem Leben ohne Zwischenmahlzeiten zwingen lassen. Wer zu den

Hauptmahlzeiten wegen seiner Galle nicht genug essen kann, um satt zu werden, sollte Zwischenmahlzeiten einlegen.

Wer jedoch sowieso mit Übergewicht und ständiger Gewichtszunahme zu kämpfen hat, sollte überprüfen, ob es nicht auch ohne Zwischenmahlzeiten geht. Sehr ungünstig für die Gewichtsentwicklung ist auch häufiges Snacken.

Blähende Nahrungsmittel vermeiden

Ein verbreitetes Problem für Gallepatienten ist die Unverträglichkeit von blähenden Nahrungsmitteln.

Folgende Nahrungsmittel gelten als blähungsfördernd:

- Kohlarten
- Hülsenfrüchte
- Zwiebeln
- Knoblauch
- Schwarzwurzeln
- Vollkornprodukte

Das bedeutet jedoch nicht, dass blähende Nahrungsmittel prinzipiell schädlich für Gallepatienten sind.

Manche Gallepatienten haben keine Verträglichkeitsprobleme mit blähenden Nahrungsmitteln. Dann dürfen sie sie auch essen.

Außerdem gibt es Unterschiede bei den einzelnen Nahrungsmitteln.

Die verschiedenen Kohlarten blähen beispielsweise unterschiedlich stark. Blumenkohl und Brokkoli blähen schwächer als Weißkohl.

Zwiebeln und Knoblauch wirken zwar blähend, aber sie helfen auch dabei, die Luft wieder loszuwerden. Das hat dann zwar mitunter geruchsintensive Folgen, aber der Bauch schmerzt nicht, wie es bei festsitzenden Blähungen der Fall ist. Zwiebeln und Knoblauch können sogar helfen, Bohnen oder Kohl besser zu vertragen.

Die Verträglichkeit blähender Nahrungsmittel kann sich im Laufe der Zeit auch wandeln. Es kann Zeiten geben, in denen man mit starken Blähungen reagiert und andere Zeiten, in denen man die gleichen Nahrungsmittel problemlos verträgt.

Es lohnt sich also, immer mal wieder vorsichtig auszuprobieren, ob man unverträgliche Nahrungsmittel inzwischen verträgt.

Nahrungsmittel-Intoleranzen berücksichtigen

Echte Nahrungsmittel-Intoleranzen haben zwar nichts mit der Gallenblase zu tun. Aber wenn man Gallensteine hat, schiebt man unerkannte Nahrungsmittel-Intoleranzen möglicherweise auf die Gallensteine.

Die Folge davon ist, dass die Intoleranz nicht berücksichtigt wird und die Beschwerden fortbestehen, selbst wenn man die Galleerkrankung erfolgreich behandelt.

Dieses Problem betrifft nicht etwa nur sehr wenige Menschen. Ein nennenswerter Teil der Bevölkerung leidet unter der einen oder anderen Nahrungsmittel-Intoleranz.

Von einer Laktose-Intoleranz sind in Mitteleuropa etwa 10% der Menschen betroffen. Diese Menschen vertragen keine normale Milch, kein Jogurt und zahlreiche andere Milchprodukte. Die Folge dieser Intoleranz sind Blähungen, Bauchkrämpfe und Durchfall. Die Beschwerden ähneln also den Beschwerden durch Gallenerkrankungen.

Unter einer Fructose-Unverträglichkeit leiden hierzulande sogar 30% der Bevölkerung mehr oder weniger stark ausgeprägt. Diese Unverträglichkeit betrifft verschiedene Obstsorten und vor allem Fruchtzucker in industriell gefertigter Nahrung, also beispielsweise Softdrinks, Süßigkeiten und unzählige andere Nahrungsmittel. Was man persönlich im Detail verträgt, muss jeder Mensch mit Fructose-Unverträglichkeit selbst herausfinden. Die Beschwerden sind auch wieder Blähungen, Bauchkrämpfe und Durchfall.

Erheblich seltener ist die Zöliakie, eine Gluten-Unverträglichkeit. Gluten ist das Eiweiß in Weizen und anderen Getreide-Arten. Die Betroffenen vertragen kein normales Brot, Kuchen, Nudel und andere Getreide-Produkte. Wenn sie Brot essen wollen, müssen sie glutenfreie Sonderprodukte kaufen, die es inzwischen immer häufiger im Angebot gibt. Die Beschwerden bei einer Zöliakie ähneln denen der anderen Unverträglichkeiten. Sie treten meist schon bei kleinsten Glutenmengen in der Nahrung auf. Hinzu kommt die Gefahr an Krebs zu erkranken, wenn man sich nicht streng an eine glutenfreie Ernährung hält.

Manche Menschen haben auch eine Vollkorn-Unverträglichkeit. Vollkorn enthält einige Substanzen, z.B. Lektine, die den Darm reizen. Eine Vollkornunverträglichkeit kann anlagebedingt bestehen oder auch durch häufigen Vollkorn-Konsum ausgelöst werden. Diese Unverträglichkeit ist problematisch, weil Vollkorn und Ballaststoffe bei Gallensteinen als günstige Nahrungsmittel empfohlen werden.

Günstige Nahrungsmittel bei Gallenerkrankungen

Einige Nahrungsmittel wirken wie Heilkräuter auf Leber und Galle.

Sie fördern die Produktion des Gallensaftes und regen die gesamte Verdauung an.

Mit diesen Nahrungsmitteln fällt es dem Körper leichter, die Nahrung zu verdauen.

Gemeinsam ist diesen Nahrungsmitteln, dass sie etwas bitter schmecken. Die Bitterstoffe sind es auch, die galletreibend und verdauungsfördernd wirken.

Folgende Nahrungsmittel sind besonders günstig für die Galle:

- Endiviensalat
- Chicoree
- Radicchio
- Löwenzahnsalat
- Grapefruit
- Pomelo

Wenn man diese bitteren Nahrungsmittel nicht gewöhnt ist, sollte man sich langsam daran gewöhnen. Denn auch wenn bittere Nahrungsmittel gesund für die Galle sind, muss der Körper erst damit vertraut werden.

Problematische Gewürze

Einige Gewürze können für Gallensteinbesitzer problematisch werden.

Dazu gehören beispielsweise folgende Gewürze:

- Ingwer
- Curcuma
- Scharfe Gewürze

Ingwer und Curcuma haben eine galletreibende Wirkung, was prinzipiell sogar gut gegen Gallebeschwerden helfen kann. Aber bei Gallensteinen können in seltenen Fällen durch diese galletreibende Wirkung Koliken ausgelöst werden.

Scharfe Gewürze werden von manchen Gallenpatienten nicht vertragen. Sie bekommen Verdauungsbeschwerden und eventuell Gallenschmerzen durch scharfes Essen. Ist dies der Fall, sollte man scharfe Nahrung meiden. Wer jedoch problemlos scharfe Speisen verträgt, kann auch als Gallenpatient scharf essen.

Nahrungsergänzung

Einige Nahrungsergänzungsmittel stehen im Ruf, gegen Gallensteine und die damit verbundenen Beschwerden zu helfen.

Magnesium

Magnesium soll die Entstehung und das Wachstum von Gallensteinen verhindern.

Wenn man einen Magnesium-Mangel hat, ein durchaus verbreitetes Phänomen, leiden darunter nicht nur die Muskeln und das Nervensystem, sondern auch der Cholesterin-Stoffwechsel.

Die Folge davon können Gallensteine sein.

Wenn man sich magnesiumreich ernährt, oder Magnesium als Nahrungsergänzungsmittel einnimmt, kann man den Cholesterin-Stoffwechsel verbessern und das Wachstum von Gallensteinen bremsen.

In den Tagen nach einer minimalinvasiven Gallenblasen-Operation hilft Magnesium auch gegen die schmerzhaften Blähungen, die man dann meistens hat.

Magnesium ist in Fleisch, Vollkornprodukten, Nüssen, Milchprodukten und Schokolade viel enthalten.

Vitamin C

Vitamin C soll nicht nur in der Lage sein, das Wachstum von Gallensteinen zu verhindern, sondern es soll die Steine sogar auflösen können.

Durch reichlich Vitamin C in der Nahrung oder als Nahrungsergänzungsmittel kann die Leber vermehrt Gallensäure bilden. Diese Gallensäure kann dann das verbreitete Übermaß an Cholesterin im Gallensaft ausgleichen. So überwiegt das Cholesterin nicht mehr im Gallensaft und kristallisiert daher auch nicht mehr zu Steinen aus.

Vitamin C ist in Früchten und Gemüse viel enthalten.

Lecithin

Lecithin sind besondere Lipide mit emulgierender Wirkung. Im Gallensaft ist Lecithin enthalten. Es hilft bei der Emulgierung der Nahrungsfette, verbindet aber auch die Bestandteile des Gallensaftes miteinander.

Vor allem der Lecithin-Bestandteil Phosphatidylcholin soll in der Lage sein, das Wachstum von Gallensteinen zu verhindern und die Steine sogar aufzulösen.

Lecithin kann man mit der Nahrung und auch als Nahrungsergänzungsmittel zu sich nehmen.

Lecithin ist in Eiern, Nüssen und vielen Samen enthalten.

Trinken

Jeder Mensch sollte täglich etwa zwei bis drei Liter Flüssigkeit zu sich nehmen. Nur dann kann der Körper in jeder Körperzelle optimal funktionieren und alle Abfallstoffe problemlos ausscheiden.

Wenn man zu wenig trinkt, kann es zu vielen Gesundheitsbeschwerden und Krankheiten kommen.

Eines dieser Probleme durch Flüssigkeitsmangel ist eine verstärkte Bildung von Gallensteinen. Der von der Leber produzierte Gallensaft ist weniger flüssig und von Anfang an stärker konzentriert. Daher bilden sich leichter Gallensteine.

Wichtig ist es also, dass man immer ausreichend trinkt.

Besonders gut geeignet ist Wasser, wahlweise Leitungswasser oder Mineralwasser. Auch Kräutertees sind geeignet, um den Flüssigkeitsbedarf zu decken.

Wegen des hohen Magnesium- und Hydrogencarbonat-Gehaltes wird häufig Fachinger®-Wasser gegen Gallenbeschwerden empfohlen.

Kaffee

Kaffee spielt für Gallenpatienten eine widersprüchliche Sonderrolle.

Viele Menschen mit Gallensteinen vertragen keinen Kaffee. Sie sollten daher auch keinen Kaffee trinken.

Wer Kaffee verträgt, kann jedoch davon profitieren, denn möglicherweise kann Kaffee gegen Gallensteine helfen.

Koffein wirkt galletreibend und stimuliert die Ausschüttung des Gallensaftes aus der Gallenblase.

Die im Kaffee enthaltenen Substanzen Diterpen alkohol, Cafestol and Kahweol haben eine günstige Wirkung auf den Cholesterin-Stoffwechsel. Sie können den LDL-Spiegel (= "böses Cholesterin") senken. Dadurch wirken sie unter anderem dem Wachstum von Gallensteinen entgegen.

Kaffee-Liebhaber können also unbesorgt Kaffee trinken, wenn sie ihn problemlos vertragen.

Abnehmen bei Gallensteinen

Viele Menschen, die unter Gallensteinen leiden, sind außerdem übergewichtig.

Diesen Menschen wird vom Arzt empfohlen abzunehmen. Der Grund dafür ist, dass das Wachstum von Gallensteinen mit zunehmendem Körpergewicht stärker wird. Das hängt wahrscheinlich unter anderem mit dem unausgeglichenen Cholesterin-Stoffwechsel zusammen, der bei Übergewicht sehr häufig ist.

Abnehmen ist also sinnvoll, doch insbesondere bei Gallensteinen gilt, was eigentlich für alle Übergewichtigen gelten sollte:

Lassen Sie sich beim Abnehmen Zeit!

Schnelles Abnehmen hat eine Menge Nachteile.

Für Gallensteinpatienten ist besonders gefährlich, dass bei schneller Gewichtsabnahme durch den Fettabbau in den Zellen vermehrt Cholesterin freigesetzt wird. Mit dieser Cholesterin-Schwemme kommen Leber und Galle oft nicht klar.

Außerdem ist schnelles Abnehmen meistens mit einer strengen Diät verbunden. Bei einer strengen Diät wird jedoch kaum Gallensaft zur Verdauung benötigt. Der Gallensaft in der Gallenblase wird also immer weiter eingedickt, bis das Steinwachstum nahezu unausweichlich ist.

Schnelles Abnehmen fördert also die Entstehung und das Wachstum von Gallensteinen. Auch Koliken können durch schnelles Abnehmen ausgelöst werden.

Keine strengen Diäten und kein Fasten

Die meisten Diäten sind für Gallenstein-Patienten ungeeignet.

Bei diesen Diäten wird nämlich auf eine möglichst schnelle Gewichtsabnahme hingearbeitet. Das liegt nicht zuletzt an den Wünschen der Abnehmwilligen, die wenig Geduld mitbringen und schnell abnehmen wollen.

Für alle Menschen ist ein schnelle Gewichtsabnahme ungeeignet, um dauerhaft schlank zu bleiben. Denn durch den schnellen Gewichtsverlust wird der Stoffwechsel so weit herunter geregelt, dass man nach der Diät sehr schnell wieder zunimmt. Das nennt man den Jojo-Effekt.

Bei der schnellen Gewichtsabnahme bleibt auch meistens leere, schlaffe Haut zurück. Die Haut und das Bindegewebe brauchen nämlich Zeit, um zu schrumpfen, wenn man abnimmt.

Doch für Gallenpatienten gibt es, wie schon erwähnt, noch einen viel schwerwiegenderen Grund, strenge Diäten zu meiden: die Gallensteine wachsen bei strengen Diäten und Fasten.

Ernährungstipps zum Abnehmen bei Gallensteinen

Hier einige Tipps zur Abnehmernährung bei Gallensteinen:

- Lassen Sie die Finger von Diäten.
- Stellen Sie Ihre Ernährung dauerhaft um.
- Nehmen Sie langsam ab.
- Reduzieren Sie die Menge der verzehrten Kohlenhydrate, z.B. Brot, Nudeln, Süßigkeiten.
- Reduzieren Sie die Menge des verzehrten Fettes, z.B. fette Wurst, fetter Käse, fette Saucen, fettes Fleisch.
- Essen Sie soviel fettarme Milchprodukte wie Sie wollen.
- Essen Sie fettarmes Fleisch.
- Essen Sie viel Obst.
- Essen Sie oft Grapefruits oder Pomelos, wenn Ihnen das schmeckt. Dadurch wird die Verdauung und die Galletätigkeit angeregt.
- Essen Sie viel Gemüse und Salat.
- Essen Sie oft Endivien-Salat, Chicoree oder Radicchio, wenn Ihnen das schmeckt. Dadurch werden Verdauung und Galletätigkeit angeregt.
- Trinken Sie reichlich Wasser.
- Vermeiden Sie kalorienreiche Getränke, z.B. Softdrinks, Säfte oder alkoholische Getränke.
- Essen Sie morgens gleich nach dem Aufstehen ein Frühstück, gerne mit reichlich Kohlenhydraten.
- Essen Sie abends kohlenhydratarm. Dann kann der Körper nachts besser das Fett abbauen.
- Essen Sie, wenn Sie hungrig sind, aber langsam.
- Essen Sie nicht, wenn Sie nur Appetit haben.
- Essen Sie sich bei jeder Mahlzeit satt.
- Hören Sie auf zu essen, sobald Sie satt sind.

Bewegung

Körperliche Bewegung ist das zweite Standbein beim Abnehmen.

Bewegung macht nicht nur schlank, sondern verbessert auch das Wohlbefinden und die Gesundheit.

Für den Muskelaufbau ist Krafttraining sehr sinnvoll. Gut ausgebildete Muskeln helfen nämlich sehr gut beim Abnehmen. Muskeln verbrauchen nicht nur Nahrungsenergie, wenn man sich bewegt, sondern auch wenn man still sitzt oder liegt. Je mehr Muskeln man hat, desto leichter kann man abnehmen. Beim Krafttraining verbraucht man selbstverständlich auch Kalorien.

Für Krafttraining braucht man nicht unbedingt ins Fitnessstudio gehen, obwohl es dort sehr gut funktioniert. Man kann auch zu Hause mit einem Thera-Band, kleinen Hanteln und gezielten Kraftübungen die Muskeln stärken.

Für den Kalorienverbrauch, und um das Herz-Kreislaufsystem zu stärken, eignen sich Ausdauersportarten, z.B. Radfahren, Walken oder Schwimmen. Bei Ausdauersportarten sollte man die richtige Intensität für die persönliche Fitness herausfinden.

Zu lasches Training kostet viel Zeit und verbraucht aber nur wenig Kalorien. Wenn man sich dann für eine kleine, wenig anstrengende Sporteinheit mit reichliche Leckereien belohnt, nimmt man durch den Sport manchmal sogar zu anstatt abzunehmen.

Zu anstrengendes Training ist auch nicht empfehlenswert, weil man zu schnell erschöpft ist. Auch ist der Hunger nach extrem anstrengendem Training oft genauso extrem, sodass man anschließend große Mengen vertilgt. Auch hier kann es zu einer Gewichtszunahme kommen, wenn man nach dem Training mehr isst, als man verbraucht hat.

Günstig ist also maßvolle Anstrengung, bei der man durchaus ins Schwitzen kommen sollte. Man sollte anschließend jedoch nicht so ausgehungert sein, dass man den ganzen Kühlschrank aufessen möchte. Eine ordentliche Stärkung nach dem Sport ist durchaus sinnvoll, aber sie sollte in einem vernünftigen Verhältnis zum Kalorienverbrauch stehen.

Am besten trainiert man drei bis fünf Mal in der Woche mindestens eine Stunde.

Das fördert nachweislich die Gesundheit des ganzen Körpers und hilft beim Abnehmen.

Urlaub mit Gallensteinen

Reisen mit Gallensteinen sind problemlos möglich. Man sollte jedoch einige Regeln beachten, damit der Urlaub ohne Gallenkolik verläuft.

Das Wichtigste ist, dass man im Urlaub nicht hemmungslos schlemmt, denn sonst kann es durchaus passieren, dass man die nächsten Tage mit schmerzendem Bauch in einem ausländischen Krankenhaus verbringt.

Urlaubsvorbereitung

Vor dem Urlaub sollte man einige Vorbereitungen treffen, damit die medizinische Versorgung und die Ernährung geklärt sind.

- Nehmen Sie krampflösende Medikamente mit, z.B. Buscopan®.
- Nehmen Sie Schmerzmittel mit, z.B. ein Ibuprofen-Präparat.
- Nehmen Sie eine Wärmflasche mit.
- Nehmen Sie Fenchel-Tee im Teebeutel mit.
- Packen Sie die Medikamente ins Handgepäck, weil Koffer manchmal verloren gehen. Nehmen Sie die Beipackzettel mit. Das ist wichtig für einen eventuellen Nachkauf oder Arztbesuch vor Ort.
- Besprechen Sie die Reise mit Ihrem Arzt.
- Organisieren Sie sich eine Auslandskrankenversicherung.
- Wählen Sie eine Urlaubsgegend mit einem reichlichen Gemüse-angebot, beispielsweise Mittelmeer oder Asien.

Im Urlaub

- Essen Sie nach Herzenslust Obst, Gemüse und Salat.
- Verzichten Sie auf sehr fettreiche Nahrungsmittel.
- Verzichten Sie auf sehr große Mahlzeiten.
- Trinken Sie viel Wasser, vor allem wenn Sie oft schwitzen.
- Trinken Sie nur kleine Mengen Alkohol, wenn überhaupt.
- Vermeiden Sie eventuell bakteriell verunreinigte Nahrungsmittel wie Softeis, damit Sie keinen Durchfall bekommen. Sonst müssten Sie womöglich fasten.
- Wenn sich eine Gallenkolik ankündigt, nehmen Sie das krampf-lösende Mittel, das Schmerzmittel und legen Sie sich die Wärm-flasche auf den Oberbauch.
- Falls die Gallenkolik nicht schnell wieder nachlässt, gehen Sie zu einem Arzt vor Ort oder in ein lokales Krankenhaus. Auch in anderen Ländern kennt man Gallenkoliken.

Gallenblasen-Operation

Eine operative Entfernung der Gallenblase ist die wirksamste Behandlungsmöglichkeit, wenn Gallensteine immer wieder Beschwerden verursachen.

Bei Beschwerden durch Gallensteine, z.B. Koliken, Oberbauchschmerzen kann man davon ausgehen, dass die Beschwerden immer weiter zunehmen, es sei denn, man bekommt sie mit Naturheilmethoden in den Griff.

Viele Gallensteinbesitzer wollen lieber die Gallensteine entfernen lassen als die ganze Gallenblase. Doch die Steine wachsen meistens schnell wieder nach.

Die Gallenblase wird weniger deswegen entfernt, weil sie Steine enthält, sondern eher, weil sie Steine produziert.

Bei der Gallenblasen-Entfernung hat sich in den letzten Jahren die minimalinvasive Operationsmethode mit Laparoskop durchgesetzt. Aber die klassische Operation mit Bauchschnitt wird bei Komplikationen immer noch hin und wieder durchgeführt. Außerdem gibt es einige alternative Operationsmethoden, die jedoch noch nicht sehr verbreitet sind.

In diesem Kapitel werden die Vor- und Nachteile der verschiedenen Operationsmethoden beschrieben.

Außerdem erfahren Sie, wie man sich am besten auf die Operation vorbereitet, wie die Operation abläuft und was in den Tagen und Wochen nach der Operation zu beachten ist.

Schließlich wird das Leben ohne Gallenblase erläutert und was es mit dem Postcholezystektomie-Syndrom auf sich hat, wenn der Körper mit dem Leben ohne Gallenblase nicht klar kommt.

Minimalinvasive Gallenblasen-Operation

Die minimalinvasive Operationsmethode ist inzwischen die häufigste Methode, um eine Gallenblase zu entfernen.

Ungefähr 90% aller Gallenblasen-Operationen werden heutzutage mit dieser Methode durchgeführt.

Bei der minimalinvasiven Operation werden nur kleine Schnitte in die Bauchhaut gemacht, beispielsweise im Bereich des Bauchnabels. Ergänzend gibt es noch zwei bis drei winzige Schnitte im Bereich des rechten Oberbauches. Durch die kleinen Schnitte werden sogenannte Laparoskope geschoben, mit denen der Chirurg in den Bauchraum sehen und operieren kann.

Durch die kleinen Schnitte erholt man sich deutlich schneller von der Operation als bei einer klassischen Operation mit großem Bauchschnitt. Außerdem bleiben nur kleine Narben zurück, die man später kaum sieht. Die Narbe des Hauptschnittes verschwindet optisch im Bauchnabel.

Verschiedene Begriffe

Mehrere verschiedene Begriffe werden benutzt, um die minimalinvasive Operationsmethode zu bezeichnen. Bei all diesen Begriffen ist die gleiche Art der Operation gemeint.

Es handelt sich um folgende Bezeichnungen:

- **Minimalinvasiv**: Bezeichnet die Sanftheit der Operation. Die Verletzung der Haut ist bei dieser Operationsmethode nur minimal. Dieser Begriff wird auch für Operationen außerhalb des Bauchraums verwendet.
- **Laparoskopisch**: Bezeichnet die Laparoskope, die Geräte, mit denen man im Innern des Bauches sehen und arbeiten kann.
- **Endoskopisch**: Bezeichnet als Überbegriff die medizinischen Geräte, die man durch kleine Öffnungen ins Körperinnere steckt, um damit etwas zu sehen. Für eine Gallenblasen-Entfernung braucht man außer einem starren Endoskop auch Geräte, mit denen man zupacken und schneiden kann, um zu operieren.
- **Schlüsselloch-Chirurgie**: Bezeichnet umgangssprachlich den Effekt, wie der Chirurg arbeiten muss. Er schaut und arbeitet durch ein sehr kleines Loch im Bauch, so klein wie ein Schüsselloch.
- **Bauchspiegelung**: Bezeichnet umgangssprachlich eine Laparoskopie zu Diagnose-Zwecken, d.h. um in das Bauch-Innere zu schauen, um eine Krankheit festzustellen. Der Begriff wird aber auch für laparoskopische Operationen verwendet.
- **Cholezystektomie**: Bezeichnet in der medizinischen Fachsprache die Entfernung der Gallenblase. Er unterscheidet nicht zwischen der minimalinvasiven und der klassischen Operationsmethode.

Pneumoperitoneum - der aufgeblasene Bauch

Eine Besonderheit der laparoskopischen Operationsmethode ist der aufgepumpte Bauch.

Damit man trotz der winzigen Löcher im Bauch genug sehen kann, wird der Bauchraum mit CO2 oder einem anderen Gas aufgepumpt.

Dadurch entsteht ein Hohlraum, der genug Platz bietet, um das Innere des Bauches genau zu betrachten. Dieser Platz ermöglicht auch die Aktionen der Operationsgeräte.

In der medizinischen Fachsprache wird dieser aufgepumpte Bauch als Pneumoperitoneum (= Luft-Bauchraum) bezeichnet.

Für den Patienten hat der aufgepumpte Bauch vor allem in den Tagen nach der Operation eine Bedeutung.

Am Ende der Operation wird das CO2 zwar wieder abgepumpt, aber das gelingt im Allgemeinen nicht vollständig. In den Nischen und Winkeln des Bauchraums bleiben Reste von Kohlendioxid zurück.

Glücklicherweise können die Gewebe des Bauches das CO2 resorbieren, was auch der Hauptgrund ist, weshalb CO2 verwendet wird. Doch die Resorption des Gases dauert einige Tage.

Daher hat man für ein paar Tage mehr oder weniger stark ausgeprägte Blähungen. Das im Bauchraum verbliebene Gas drückt auf die Organe des Bauches und die Operationswunden im Leberbereich und in der Bauchwand. Der Bauchumfang ist vorübergehend um einige Zentimeter vergrößert.

Hinweise zur Linderung der Beschwerden durch das Pneumoperitoneum finden Sie ab Seite 121.

Vorteile der laparoskopischen Gallenblasen-Operation

Die minimalinvasive Operation hat einige Vorteile gegenüber der klassischen Methode mit großem Bauchschnitt. Daher werden heutzutage die meisten Gallenblasen-Operationen laparoskopisch durchgeführt.

Folgende Vorteile hat die laparoskopische Operationsmethode:

- Schnelle Erholung nach der Operation.
- Krankenhausaufenthalt meistens nur 2 bis 4 Tage.
- Geringere Schmerzen nach der Operation.
- Kleinere Narben, die später kaum sichtbar sind.

Nachteile der laparoskopischen Gallenblasen-Operation

Trotz aller Vorteile hat die minimalinvasive Operationsmethode auch einige kleine Nachteile.

Folgende Nachteile hat die laparoskopische Operationsmethode:

- Zusätzliche Schmerzquelle nach der Operation durch das Aufpumpen des Bauches mit CO2.
- Nach der Operation besteht vorübergehend ein vergrößerter Bauchumfang.
- Bei schwierigen Verhältnissen im Bauchraum dauert die Operation länger als die offene Operation.

Risiken der laparoskopischen Gallenblasen-OP

Die laparoskopische Gallenblasen-Operation hat einige spezielle Risiken, die bei der klassischen Operation mit Bauchschnitt nicht bestehen. Natürlich hat die klassische Operation einige andere spezielle Risiken (siehe Seite 102).

Folgende Risiken bestehen bei einer laparoskopischen Operation:

- Verschiebungen des Zwerchfells durch den aufgepumpten Bauchraum.
- Verletzungen des Darms beim Aufpumpen des Bauches.
- Falls es zu starken Blutungen kommt, dauert es wegen des indirekten Zugangs länger, die Blutung zu stillen.
- Bei schweren Komplikationen dauert es eine Weile, bis auf die offene Bauchoperation umgestellt werden kann.

Allgemeine Operationsrisiken

Jede Operation ist mit einem gewissen Risiko verbunden, was vor allem an der Narkose liegt. Außerdem gibt es einige Risiken, die mit der Operation der Gallenblase zu tun haben, unabhängig von der Operationsmethode.

Die gesamte Komplikationsrate bei Gallenblasenoperationen ist gering, sie liegt bei etwa 1% aller Operationen, inklusive der Narkose-Risiken.

Im Vorgespräch mit dem Arzt wird man auf die Operationsrisiken hingewiesen. und muss unterschreiben, dass man davon in Kenntnis gesetzt wurde.

Gallenblasen-Operation

Folgende Risiken bestehen unter anderem bei und nach einer
Gallenblasen-Operation:

- Verletzungen des Gallengangs.
- Austritt von Gallenflüssigkeit in die Bauchhöhle.
- Verletzungen anderer Bauchorgane.
- Schwer stillbare Blutungen während der Operation.
- Nachblutungen der Operationsstelle.
- Entzündungen der kleinen Bauchschnitte.
- Übertritt von Mageninhalt in die Lunge, falls man bei der Operation nicht nüchtern war. Folge: Lungenentzündung oder Ersticken.
- Stimmbandschäden durch den Beatmungstubus.
- Zahnverlust durch die Beatmung.
- Herz-Kreislaufstörungen durch die Narkose.
- Überhitzung durch die Narkose mit eventuellen Folgeschäden.
- Aufwachen während der Narkose.
- Allergische Reaktionen auf verwendete Medikamente.
- In sehr seltenen Fällen Tod bei der Operation (Risiko durchschnittlich 1:1.000). Gesunde, junge, mittelalte, körperlich fitte Menschen sterben erheblich seltener.

Man kann auch selbst dazu beitragen, dass die Operationsrisiken möglichst gering sind. Einige der Risiken kann man nämlich erheblich verringern. Dazu muss man sich streng an die Anweisungen der Ärzte halten, insbesondere in Hinblick auf die Nüchternheit vor der Operation. Mindestens sechs Stunden vor der Operation darf man nichts mehr essen und mindestens zwei Stunden vorher darf man nichts mehr trinken. Sonst besteht das Risiko, dass während der Narkose Mageninhalt in die Luftröhre und die Lunge gelangt. Dadurch kann es zu Lungenentzündungen und sogar zum Ersticken kommen.

Wichtig ist auch, dass man vor der Operation nicht erkältet ist oder unter einer anderen Infektionskrankheit leidet. Durch Infektionskrankheiten wird die Komplikationsrate erhöht und die Heilung verzögert. Bei Auftreten einer Erkältung kurz vor der Operation sollte man die Operation daher absagen und auf einen anderen Termin verschieben lassen.

Da die Komplikationsrate bei Gallenblasen-Operationen insgesamt gering ist, sollte man sich von ihnen nicht von der Operation abhalten lassen, wenn die Operation notwendig ist.

Schließlich birgt auch eine Gallenblase mit schmerzverursachenden Gallensteinen erhebliche Risiken, wenn sie nicht operiert wird.

Klassische Gallenblasen-Operation

Die klassische Gallenblasen-Entfernung mit Bauchschnitt war früher der sogenannte Goldstandard. Man spricht auch von einer offenen Operation, weil das Innere des Bauches durch den großen Bauchschnitt offen für den Chirurgen daliegt.

Der Bauchschnitt wird bei der offenen Gallenblasen-Operation entlang des rechten Rippenbogens geführt.

Die offene Gallen-OP hat sich in vielen Jahrzehnten bewährt, doch wurde sie in den letzten Jahren von der minimalinvasiven Operationsmethode weitgehend abgelöst.

Heutzutage wird die klassische Operationsmethode fast nur noch bei Komplikationen und bei besonders schweren Erkrankungen der Gallenblase durchgeführt, beispielsweise wenn es zu einem Durchbruch der Gallenblase gekommen ist.

Wenn es während einer laparoskopischen Operationsmethode zu massiven Problemen kommt, wird manchmal auf die offene Operationsmethode umgestiegen. Im Vorgespräch mit dem Arzt muss man unterschreiben, dass man mit diesem Wechsel der Operationsmethode im Notfall einverstanden ist.

Vorteile der offenen Gallenblasen-Operation

Die Gallenblasen-Operation mit Bauchschnitt hat einige Vorteile, obwohl sie heutzutage nur noch selten durchgeführt wird.

- In schwierigen Fällen hat man einen besseren Überblick über die Situation im Bauchraum.
- Leichtere Stillung von schweren Blutungen.
- Betastung der Organe mit den Händen, wodurch die Situation besser beurteilt werden kann.
- Folgeprobleme durch das Pneumoperitoneum (aufgepumpter Bauch) der laparoskopischen Operation entfallen.

Nachteile der offenen Gallenblasen-Operation

Die Operation mit Bauchschnitt hat etliche Nachteile gegenüber der laparoskopischen Operation. Dies betrifft vor allem leichtere Fälle ohne Komplikationen.

- Längere Erholungszeit durch den Bauchschnitt.
- Krankenhausaufenthalt meistens zwischen 6 und 14 Tage.

- Stärkere Schmerzen durch den langen Bauchschnitt.
- Gefühllosigkeit im Bereich der Narbe für mehrere Monate wegen der durchgeschnittenen Nerven.
- Deutliche Sichtbarkeit der Narbe auch noch später.

Risiken der offenen Gallenblasen-Operation

Die Operationsmethode mit Bauchschnitt hat auch einige besondere Risiken, wenn auch nur wenige.

- Leichtere Entstehung von Narbenbrüchen, falls man die Narbe zu früh belastet.
- Insgesamt häufigere Komplikationen, weil man nur noch schwierige Fälle mit der offenen Methode operiert.

Natürlich bestehen auch die allgemeinen Operationsrisiken für eine Gallenblasen-Operation (siehe Seite 99).

Alternative Operationsmethoden zur Gallenblasen-Entfernung

Außer der laparoskopischen und der offenen Operationsmethode gibt es noch einige andere Methoden, mit denen die Gallenblase entfernt werden kann.

Diese Operationsmethoden haben bislang keine große Bedeutung, was sich jedoch ändern könnte, wenn sie sich bewähren.

SILS-Verfahren mit nur einem einzelnen Schnitt

Die SILS-Methode ist eine Weiterentwicklung der Laparoskopie.

Anstelle von drei bis vier kleinen Löchern im Bauch reicht bei dem SILS-Verfahren ein einzelnes Loch im Bauchnabel. Daher heißt sie "Single Incision Laparoscopic Surgery" (Einzel-Loch laparoskopische Operation).

Diese Methode wird seit 2009 in Deutschland in manchen Kliniken erprobt.

Damit das einzelne Loch im Bauchnabel ausreicht, werden spezielle Instrumente benötigt, durch die alle notwendigen Geräte in den Bauch-raum eingeführt werden können. Die besonderen Geräte können teilweise abgewinkelt werden.

Beim Bauchnabel muss man bei einem Schnitt keine Muskeln und kein Fett durchtrennen. Daher ist es besonders einfach, dort einen Bauchschnitt vorzunehmen.

Nach der Operation erholen sich die Patienten meistens noch schneller als nach einer normalen laparoskopischen Operation.

Der winzige Bauchschnitt im Bauchnabel ist später kaum noch zu sehen.

Doch die neue Operationsmethode ist sehr anspruchsvoll und kann nur von besonders erfahrenen Ärzten durchgeführt werden. Daher wird es selbst bei einem großen Erfolg dieser Operationsmethode einige Jahre dauern, bis sie sich überall durchsetzen kann.

Das SILS-Verfahren eignet sich zudem nicht bei stark übergewichtigen Patienten. Auch bei starken Entzündungen oder vielen Verwachsungen im Bauchraum ist die SILS-Methode bislang nicht geeignet.

Gallenblasen-Entfernung durch den Magen (NOTES)

Einige Kliniken experimentieren zur Zeit mit Gallenblasen-Operationen, bei der auf Bauchschnitte ganz verzichtet wird.

Stattdessen wird der Zugang zum Bauchraum ausschließlich durch natürliche Körperöffnungen geschaffen.

Daher heißt diese Operationsmethode auch NOTES = "Natural Orifice Transluminal Endoscopic Surgery" (Natürliche Öffnungen Zugang Endoskopische Operation).

Eine dieser natürlichen Öffnungen ist der Mund. Das Endoskop wird durch die Speiseröhre zum Magen geführt. Dort wird ein kleines Loch in die Magenwand geschnitten, um einen Zugang zum Bauchraum zu erhalten.

Der Vorteil dieser Methode soll vor allem darin liegen, dass keine sichtbare Narbe entsteht.

Auch die Schmerzen nach der Operation sollen geringer sein, weil ein Schnitt im Magen weniger weh tun soll als ein Schnitt durch die Bauchdecke.

Außerdem soll die Infektionsgefahr geringer sein, weil sich im Magen weniger Bakterien befinden als auf der Haut.

Doch sollte man bedenken, dass bei dieser Operationsmethode ein Schnitt durch ein gesundes inneres Organ entsteht.

Gallenblasenentfernung durch die Scheide (NOTES)

Das NOTES-Verfahren wird bei Frauen auch manchmal durch die Scheide durchgeführt.

In die Scheide wird ein kleiner Schnitt gemacht, durch den die Instrumente in den Bauchraum geschoben werden.

Durch den Bauchnabel wird für die weiteren Instrumente bei dieser Methode manchmal ein winziger ergänzender Schnitt gesetzt.

Die Vorteile dieser Methode entsprechen den Vorteilen der NOTES-Methode durch den Magen. Es gibt also keine sichtbare Narbe und weniger Schmerzen.

Auch hier wird jedoch ein Schnitt in ein gesundes Organ gesetzt. Dieser Schnitt muss nach der Operation erst wieder verheilen.

Entscheidung zur Gallenblasen-OP

Die Entscheidung für oder gegen eine Gallenblasen-Entfernung ist nicht immer einfach.

Außer dem persönlichen Unbehagen, sich den Bauch aufschneiden zu lassen, spielen heutzutage oft auch wirtschaftliche Überlegungen der Krankenkasse eine Rolle bei der Entscheidung.

Am wichtigsten ist jedoch die medizinische Einschätzung, ob eine Gallenblasen-Operation sinnvoll ist oder nicht.

Es müssen also mehrere Faktoren berücksichtigt werden, bis man sich für oder wider eine Gallenblasen-Entfernung entscheiden kann, natürlich in Absprache mit seinem Arzt.

Keine Beschwerden - keine Operation

Früher wurde die Gallenblase oft schon entfernt, sobald Gallensteine entdeckt wurden, auch wenn sie keine Beschwerden verursacht haben. Zufallsfunde von Gallensteinen waren damals auch eher selten, weil Ultraschallgeräte noch nicht in jeder besseren Hausarztpraxis zu finden waren.

Doch inzwischen weiß man, dass 80% aller Gallensteine nie Beschwerden verursachen und auch keine gefährlichen Folgen wie Krebs haben.

Daher besteht auch kein Anlass für eine Gallenblasen-Operation, wenn bei einer Routineuntersuchung Gallensteine entdeckt werden, die keinerlei Beschwerden verursachen.

Allerdings gibt es immer noch einige Ärzte, die dringend zu einer Operation raten, sobald Gallensteine entdeckt werden. Wenn man keine Beschwerden hat, ist das unnötig.

Im Zweifelsfall kann es sinnvoll sein, sich eine zweite ärztliche Meinung einzuholen.

Folgen einer Operation

Um die Entscheidung für eine Operation gut informiert treffen zu können, sollte man zunächst wissen, welche Folgen eine Gallenblasen-Operation haben kann.

- Nach der Operation muss man zwischen 2 und 14 Tage im Krankenhaus bleiben. Meistens dauert es 2 bis 4 Tage.
- Nach der Operation hat man häufig Schmerzen, die man jedoch mit Schmerzmitteln in den Griff bekommen kann.
- Auch nach dem Krankenhausaufenthalt ist man noch einige Tage lang krank und etwa 3 bis 12 Wochen lang körperlich nicht voll belastbar.
- In der Erholungszeit haben viele Frischoperierte noch leichte Schmerzen und der Bauch ist empfindlich.
- Meistens hat man nach der Erholungsphase keine Beschwerden mehr. Man kann dann weitgehend normal essen und bekommt keine Koliken mehr.
- Wer jedoch Pech hat, hat nach der Erholungsphase weiterhin Probleme mit der Fettverdauung.
- In seltenen Fällen können sogar wieder Koliken auftreten, weil Steine in den Gallengängen wachsen.
- In sehr seltenen Fällen treten in Folge der Operation schwere Komplikationen auf, die im Extremfall sogar tödlich sein können.

Folgen ohne Operation

Auch ohne Operation treten Folgen auf, die man bei seiner Entscheidung berücksichtigen sollte.

Wenn man bereits Beschwerden durch seine Gallensteine hat, sind folgende Folgen wahrscheinlich oder möglich:

- Die Koliken treten immer häufiger auf.
- Möglicherweise Dauerschmerzen im rechten Oberbauch.
- Verdauungsstörungen und Unverträglichkeiten.
- Entzündungen der Gallenblase.

- Selten auch Entzündungen der Bauchspeicheldrüse.
- Manchmal Entwicklung einer Porzellangallenblase (Krebsvorstufe).
- Manchmal Krebs der Gallenblase.
- Bei einer auf später verschobenen Operation kann es eher Komplikationen geben, wenn die Gallenblase dann in einem schlechteren Zustand ist.

Alternativen berücksichtigen

Zur operativen Gallenblasen-Entfernung gibt es einige Alternativen, von denen man wissen sollte, dass es sie gibt und ob sie sinnvoll sind.

Wenn die Beschwerden relativ leicht sind, kann man versuchen, sie mithilfe von Heilpflanzen oder anderen Naturheilmethoden zu lindern (siehe Seite 54). Wenn man Glück hat, kommt die Gallensteinerkrankung dadurch zum Stillstand. In anderen Fällen verbessern sich die Beschwerden vorübergehend. Die Operation kann also nur etwas aufgeschoben werden.

Die Gallensteine können auch durch Medikamente, z.B. Ursodeoxycholsäure , aufgelöst werden (siehe Seite 50). Das Auflösen der Steine dauert bis zu zwei Jahre, wenn es überhaupt funktioniert. Meistens wachsen nach kurzer Zeit wieder neue Steine nach.

Man kann Gallensteine mithilfe der Stoßwellen-Lithotrypsie zertrümmern, sodass sie leichter durch den Gallengang in den Darm ausgeschieden werden können (siehe Seite 50). Diese Behandlungsmethode wird nicht überall durchgeführt und ist fast so aufwendig wie eine Operation. Als Folge können mehrere Koliken auftreten. Außerdem wachsen die Gallensteine meistens wieder nach. Diese Behandlungsmethode kann jedoch sinnvoll sein, wenn man aus gesundheitlichen Gründen keine Operation durchführen lassen sollte.

Gründe für eine Operation

Für eine Gallenblasen-Operation sprechen einige Gründe, wenn man Gallensteine hat, die Beschwerden verursachen.

- Man will keine Koliken mehr bekommen.
- Man will in den Urlaub fahren können, ohne täglich Angst vor einer Kolik zu haben.
- Man will wieder beschwerdefrei essen können.
- Man will gegen Gallenblasenkrebs vorbeugen.
- Man will die Operation zu einem Zeitpunkt durchführen lassen, die einem relativ gut passt.

Gründe gegen eine Operation

Gegen eine Operation sprechen natürlich auch mehrere Gründe.

- Durch eine Operation ist man für einige Tage krank und muss sich danach noch schonen.
- Eine Operation ist mit Schmerzen verbunden.
- Eine Operation birgt gewisse Risiken.
- Nicht immer ist man nach der Operation die Beschwerden los.

Für einige Menschen gibt es noch mehr Gründe, die gegen eine Operation sprechen.

Sehr alte Menschen haben ein erhöhtes Risiko bei einer Operation mit Vollnarkose zu sterben. Daher ist eine operative Gallenblasenentzündung bei sehr alten Menschen nur dann sinnvoll, wenn die Gallensteine massive Probleme verursachen und nichts anderes hilft.

Menschen mit schweren chronischen Krankheiten haben möglicherweise erhebliche Probleme durch eine Operation mit Vollnarkose. Das betrifft beispielsweise Menschen mit einem stark erhöhten Blutdruck oder mit COPD.

Bei alten und kranken Menschen kann eine Stoßwellen-Lithotrypsie eine sinnvolle Alternative zur Operation darstellen.

Eigene Entscheidung

Die eigene Entscheidung für oder gegen eine Gallenblasen-Operation ist besonders wichtig, denn wenn man mit der Operation nicht einverstanden ist, wird man nicht operiert.

Niemand lässt sich gerne operieren, denn eine Operation mit Vollnarkose ist für die meisten Menschen eine unheimliche Angelegenheit. Schließlich besteht auch objektiv betrachtet ein gewisses Risiko, wenn es auch nur selten zu Komplikationen kommt.

Für die Operation und die nachfolgende Erholungszeit muss man sich Zeit nehmen, was für viele Menschen gar nicht so einfach ist.

Daher setzen viele Menschen immer wieder auf das Prinzip Hoffnung und erwarten, dass die nächste Kolik noch lange auf sich warten lässt oder vielleicht gar nie kommt.

Doch die Wahrscheinlichkeit ist sehr hoch, dass Gallensteine, die einmal angefangen haben, Beschwerden zu machen, immer wieder Beschwerden machen. Meistens werden die Beschwerden im Laufe der Zeit stärker.

Eine normal verlaufende Operation ist nur etwas belastender als eine Kolik, bei der man ins Krankenhaus fahren muss. Zudem kann man den Termin planen, was bei einer Kolik nicht der Fall ist.

Daher macht es durchaus Sinn, eine Gallenblasen-Entfernung schon nach ein bis zwei Koliken in Erwägung zu ziehen.

Auch eine Phase mit Dauerschmerzen im Gallenbereich oder regelmäßige Verdauungsbeschwerden und Unverträglichkeiten durch die Gallensteine sprechen für eine Entfernung der Gallenblase.

Bei akuten Entzündungen der Gallenblase ist es jedoch sinnvoll, etwa vier bis sechs Wochen abzuwarten, bis man sich operieren lässt. Die Entzündung sollte zunächst abheilen, damit es während der Operation weniger Komplikationsgefahren gibt. Auch nach einer schweren Kolik wartet man am besten einige Wochen ab, denn eine Kolik kann die Gallenwege so reizen, dass sie sich entzünden.

Anders sieht es aus, wenn die Gallenwege verstopft sind und es zu einer Gelbsucht kommt. Dann muss sofort operiert werden. Auch wenn ein Gallenblasendurchbruch droht, ist eine sofortige Operation notwendig.

Wenn man sich relativ frühzeitig für eine Gallenblasen-Operation entschließt, kann man sich, mit etwas Glück, einen Zeitpunkt dafür auswählen, der einem möglichst gut passt. Man kann dann vermeiden, an Feiertagen, während der Urlaubszeit oder in einer wichtigen Arbeitsphase operiert werden zu müssen.

Ärztliche Entscheidung

Für eine Gallenblasen-Operation spielt auch die ärztliche Einschätzung eine wichtige Rolle.

Die Einschätzung der Ärzte ist beim Thema Gallenblasen-Operation sehr unterschiedlich.

Manche Ärzte empfehlen eine Operation auch bei beschwerdefreien Gallensteinen.

Andere warten ab, bis man Koliken im monatlichen Abstand hat, bevor sie die Empfehlung zur Operation aussprechen.

Der medizinisch sinnvolle Mittelweg wäre es wohl, beim wiederholten Auftreten von Gallenstein-Beschwerden, seien es Koliken, Entzündungen, Schmerzen oder Verdauungsstörungen, zu einer Gallenblasen-Entfernung zu raten.

Kostenübernahme der Krankenkasse

Die Kosten für eine medizinisch notwendige Gallenblasen-Operation werden von den Krankenkassen übernommen.

Ob die Operation der Gallenblase notwendig ist, wird im Allgemeinen vom Arzt eingeschätzt.

Die medizinische Notwendigkeit ist normalerweise gegeben, wenn die Gallensteine Beschwerden verursachen.

In der Medizinersprache spricht man dann von einer "symptomatischen Cholelithiasis".

Vorbereitung zur Gallen-OP

Für eine Gallenblasen-Operation gibt es nur wenige zwingend notwendige Vorbereitungen, denn die eigentliche Operation wird ja vom gut vorbereiteten Ärzte-Team im Krankenhaus durchgeführt.

Doch damit beim Krankenhaus-Aufenthalt und in der Zeit danach alles möglichst reibungslos klappt, sind einige Vorbereitungen sinnvoll.

Nach der Entscheidung

Sobald Sie sich in Absprache mit Ihrem Arzt für eine Gallenblasen-Operation entschieden haben, warten einige medizinische Vorbereitungen auf Sie.

Zunächst gibt es meistens eine vorbereitende Untersuchung im Krankenhaus, bei der auch der Termin festgelegt wird.

Kurz vor der Operation folgen dann oft noch weitere Untersuchungen und Informationsgespräche, beispielsweise mit dem Anästhesisten und dem Chirurgen.

Wenn Sie Familie haben und einen Beruf, ist es wichtig, dass Sie Ihre Familie und Ihre Arbeitsstelle auf Ihren Krankenhausaufenthalt vorbereiten.

Für kleine Kinder muss eine Betreuung gefunden werden und auch Haustiere brauchen jemanden, der sich um sie kümmert. Auch mit dem Partner sollte man klären, wie die Zeit der Abwesenheit geregelt werden soll.

Wer über nennenswerten Besitz verfügt, kann die Gelegenheit nutzen, um ein Testament zu schreiben, wenn das nicht schon geschehen ist. Die Gefahr, bei der Gallenblasenoperation zu sterben, ist zwar gering, aber immerhin vorhanden. Ein Testament kann auch sinnvoll sein, wenn man alleinerziehend ist. Das Testament muss übrigens vollständig von Hand geschrieben werden, wenn man es nicht notariell beurkunden lässt.

Hier eine kurze Checkliste für die Operations-Vorbereitungen, die gleich nach der Entscheidung anstehen:

- Vorbereitungs-Untersuchung im Krankenhaus mit Terminfestlegung.
- Informieren des Arbeitsgebers und der Kollegen. Eventuell Einarbeitung einer Vertretung.
- Abschließen wichtiger Arbeitsprojekte, falls erforderlich.
- Informieren der Familie.
- Betreuung für kleine Kinder suchen. Gilt auch für andere Familienangehörige, die Betreuung brauchen, z.B. pflegebedürftige Eltern.
- Betreuung für Haustiere suchen.
- Abwesenheit mit dem Lebenspartner besprechen.
- Testament schreiben.

Woche vor der Operation

In der Woche vor der Operation werden die Vorbereitungen noch etwas konkreter.

Gesund bleiben

Die wichtigste Vorbereitung in der Woche vor der Operation ist das Thema "gesund bleiben".

Mit einer Erkältung oder einer Magen-Darm-Infektion sollte man nämlich nicht operieren, weil sonst die Komplikationsrate sehr viel höher ist. Selbst wenn es nicht zu Komplikationen kommt, dauert die Erholung von der Operation deutlich länger und man hat mehr Beschwerden.

Eine Infektionskrankheit kann dazu führen, dass die Operation verschoben werden muss.

Daher sollte man sich vor der Operation auch nicht überanstrengen oder zu sehr verausgaben. Am besten sorgt man so gut für das eigene Wohlbefinden, dass man zum Zeitpunkt der Operation körperlich und seelisch möglichst fit und ausgeruht ist.

Um gesund zu bleiben, sollte man folgende Punkte beachten:

- Unnötige Menschenansammlungen meiden, um Ansteckungen zu verhindern.
- Übermäßige Anstrengungen vermeiden.
- Entspannte Bewegung an frischer Luft.

- Auskühlen vermeiden.
- Ausreichend Schlaf.
- Gesunde Ernährung mit relativ fettarmen, kleinen Mahlzeiten, um erneute Koliken zu vermeiden
- Fieber messen, um eventuelle Infektionen frühzeitig zu erkennen.

Krankenhaus-Ausrüstung vorbereiten

Im Krankenhaus braucht man einige Kleidungsstücke und Utensilien, die man im Alltag nicht unbedingt benötigt. Daher sollte man rechtzeitig dafür sorgen, dass man alles Notwendige im Haus hat.

Für das Krankenhaus brauchen Sie in etwa:

- Mehrere Schlafanzüge mit weiten Hosen
- Strickjacke
- Bademantel
- Socken
- Unterwäsche
- Hausschlappen
- Hygieneartikel wie Zahnbürste, Zahnpasta, Gesichtscreme, Kamm, Duschgel und dergleichen
- Handtuch
- Reisewecker
- Bequeme Hose mit weitem Bund für die Entlassung
- Interessanten Lesestoff
- Etwas Geld für Gebühren, Telefon, Lesestoff, Cafeteria
- Einen kleinen Koffer, um alles einzupacken

Vor allem die weiten Hosen und Schlafanzugshosen sind wichtig, weil sich durch die Operation der Bauchumfang vorübergehend deutlich vergrößert. Außerdem ist der Bauch nach der Operation sehr empfindlich und will nicht von einem engen Hosenbund eingeengt werden.

Wenn die gesamte Ausrüstung vorhanden ist, reicht es, den Koffer am Tag vor dem Krankenhausaufenthalt zu packen.

Erholungszeit vorbereiten

Nach dem Krankenhausaufenthalt ist man meistens noch einige Tage lang krank und sehr erholungsbedürftig.

Der Alltag findet dann nicht wie gewohnt statt, sondern alles ist ein wenig anders.

Im Bett sollte es bequem genug sein, um den schmerzenden Bauch gut entspannen zu können, man braucht eventuell eine Wärmflasche, Kräutertee und Schmerzmittel.

Häufig wird man kurz vor dem Wochenende aus dem Krankenhaus entlassen. Dann hat man nicht viel Gelegenheit, fehlende Dinge bei Bedarf kurzfristig zu kaufen. Daher ist es sinnvoll, absehbar notwendige Hilfsmittel für die Erholungszeit schon vorher anzuschaffen und bereit zu legen.

Folgende Hilfsmittel können nach dem Krankenhausaufenthalt nützlich sein:

- **Wärmflasche**: hilft sehr gut gegen Bauchschmerzen, Blähungen und Muskelverkrampfungen.
- **Fencheltee**: hilft gegen Blähungsschmerzen.
- **Magnesium**: hilft gegen Muskelkrämpfe und Schmerzen infolge des Bauch-Aufpumpens.
- **Simeticon-Präparat**: hilft gegen Blähungen.
- **Verdauungstee**: stärkt die Verdauung.
- **Hustentee, Hustensaft und Hustenbonbons**: helfen bei eventuell auftretendem Husten, der den Bauch belastet.
- **Schmerzmittel**, z.B. Ibuprofen: helfen gegen eventuelle Schmerzen.
- **Große Pflaster** (8 x 10 cm): braucht man zur Wundversorgung, wenn man geduscht hat (Arzt fragen).
- **Wunddesinfektion**: braucht man eventuell, um nach dem Duschen die Umgebung der Wunde zu desinfizieren.
- **Dickes Kopfkissen**: hilft beim aufrecht im Bett liegen.
- **Knierolle für das Bett**: hilft dabei, im Bett die Bauchdecke zu entspannen.
- **Interessante Filme oder Lesestoff**: helfen, die Zeit zu vertreiben, wenn man noch zu schwach für Aktivitäten ist.

Hausputz

Nach der Operation sollte man für 3 bis 4 Wochen nicht schwer heben. Daher entfällt in dieser Zeit auch ein ausgiebiger Hausputz. Der Staubsauger und der Eimer mit dem Putzwasser sind nämlich zu schwer in diesen ersten Wochen nach der Operation.

Außerdem fällt es in der Erholungszeit schwer, sich zu bücken und vornübergebeugt zu arbeiten. Wenn man es dennoch tut, kann man dadurch verstärkte Bauchschmerzen bekommen.

Wenn man keinen hilfsbereiten Partner oder eine Putzhilfe hat, bleibt der Hausputz nach der Operation für mehrere Wochen liegen. Nur ein paar oberflächliche Kleinigkeiten können problemlos erledigt werden.

Also ist es sinnvoll, die Wohnung noch einmal gründlich zu putzen, bevor man ins Krankenhaus fährt. Dabei sollte man es natürlich nicht übertreiben, denn man sollte ja ausgeruht bei der Operation erscheinen.

Freunde informieren

Besucher können die Langeweile des Krankenhausaufenthaltes vertreiben, daher freuen sich die meisten Menschen, wenn sie im Krankenhaus besucht werden.

Damit man besucht wird, sollte man diejenigen Menschen über den Krankenhausaufenthalt informieren, von denen man besucht werden will.

Man sollte jedoch berücksichtigen, dass es in den wenigen Krankenhaus-Tagen nicht allzu viele Besucher sein sollten. Man selbst und auch die Zimmergenossen brauchen auch Ruhe, um wieder gesund zu werden.

Am Tag der Operation ist Besuch zudem wenig sinnvoll, denn dann ist man meistens noch sehr schläfrig und damit beschäftigt, die Folgen der Operation zu bewältigen. Wenn man am Operationstag unbedingt Besuch haben will, sollten es enge Vertraute sein, in deren Gegenwart man sich gehen lassen kann.

Einen Tag vor der Operation

Heutzutage darf man häufig am Tag und in der Nacht vor der Operation noch zu Hause bleiben. Ins Krankenhaus fährt man dann früh am Morgen des Operationstages. Früher ist man meistens schon am Tag vor der Operation ins Krankenhaus gefahren.

Wie der Tag vor der Operation verläuft, ist natürlich davon abhängig, ob Sie noch zu Hause bleiben, oder schon ins Krankenhaus fahren.

Wenn man zu Hause bleibt, muss man einige Aufgaben selbst übernehmen, die früher von den Schwestern im Krankenhaus erledigt beziehungsweise überwacht wurden.

Folgende Aufgaben warten auf Sie, wenn Sie erst am Operationstag ins Krankenhaus fahren:

- Koffer packen.
- Am frühen Abend: Heparinspritze geben, falls verlangt.
- Essen: Nur noch bis abends essen.

- Trinken: Nur noch bis 2 Stunden vor der Operation klare Getränke trinken, z.B. Wasser.
- Rauchen: Nur noch bis 6 Stunden vor der Operation.
- Medikamente nur noch in Absprache mit dem Arzt einnehmen.

Heparinspritze

Wegen der Bettlägerigkeit nach der Operation muss man gegen Thrombosen vorbeugen.

Thrombosen sind Blutgerinnsel, die in den Beinvenen entstehen können, wenn man lange im Bett liegt. Die Blutgerinnsel können sich von der Venenwand lösen und durch die Blutgefäße wandern, bis sie in die Lunge gelangen und dort eine Embolie verursachen. An solch einer Embolie kann man sterben.

Daher ist es wichtig, Thrombosen zu verhindern.

Im Krankenhaus werden Thrombosen unter anderem mithilfe von Heparinspritzen verhindert. Heparin verringert die Blutgerinnung und verhindert dadurch die Bildung von Blutgerinnseln.

Die erste Heparinspritze ist normalerweise am Abend vor der Operation notwendig.

Da man den Abend vor der Operation nicht mehr im Krankenhaus verbringt, muss man sich heutzutage selber um die Heparinspritze kümmern. Üblicherweise erhält man bei der Voruntersuchung nicht nur eine Heparinspritze zum Mitnehmen, sondern auch eine kurze Einweisung, wie man sich die Spritze selber geben kann.

Das Spritze-Geben ist eigentlich sehr einfach, man muss sich nur überwinden, mit der Nadel durch die Haut zu stechen.

Falls man sich das Spritze-Geben dennoch nicht zutraut, muss man nach anderen Lösungen suchen. Eventuell kann man für diesen Zweck kurz zum Hausarzt gehen.

Wichtig: Nüchtern bleiben

Nüchternheit ist vor der Operation von enormer Bedeutung. Wenn sich während der Operation im Magen noch Speisereste befinden, kann dieser Mageninhalt in die Luftröhre und die Lunge gelangen. Die Folge davon können Lungenentzündung oder sogar Ersticken sein.

Ein Großteil der wenigen Todesfälle bei einer Gallenblasenoperation geschieht durch diese Problematik.

Wenn man sich ganz streng an die Ess- und Trinkregeln vor der Operation hält, kann man sein persönliches Operationsrisiko erheblich senken.

Die genauen Regeln zur Nahrungsaufnahme vor der Operation sind von Krankenhaus zu Krankenhaus etwas unterschiedlich.

Sie lauten jedoch meistens ungefähr wie folgt:

Essen: Mindestens 6 Stunden lang vor der Operation sollte man nichts mehr essen, auch kein Kaugummi oder Kaffee mit Milch usw.. Am besten isst man am Abend vor dem Operationstag die letzte Mahlzeit und dann nichts mehr.

Trinken: Beim Trinken wird zwischen nahrhaften Getränken wie Milch und klaren Getränken wie Wasser unterschieden. Für nahrhafte Getränke gilt das gleiche wie fürs Essen: Nur noch bis maximal 6 Stunden vor der Operation. Für klare Getränke wie Wasser oder ungesüßten Tee gilt: Nur noch bis maximal 2 Stunden vor der Operation. Auf alkoholische Getränke sollte man schon ab 24 Stunden vor der Operation verzichten.

Rauchen: Ab 6 Stunden vor der Operation darf man nicht mehr rauchen.

Direkt vor der Operation

Wenn man morgens im Krankenhaus angekommen ist, wird man von einer Krankenschwester auf die Operation vorbereitet.

Normalerweise wird Blutdruck gemessen, der Puls gefühlt und die Temperatur gemessen. Auch weitere Untersuchungen können stattfinden. Außerdem wird der gesamte Bauch rasiert. Dies ist aus Hygienegründen notwendig.

Für die Operation erhält man meistens spezielle Bekleidung vom Krankenhaus.

Dabei handelt es sich um:

- Einen Kittel, der im Nacken gebunden wird und ansonsten hinten offen ist.
- Eine Haube, um die Haare zu bedecken.
- Kompressionsstrümpfe, um gegen Thrombosen vorzubeugen.

Ungefähr eine Stunde, bevor die Operation beginnt, erhält man ein Beruhigungsmittel. Dadurch kann man die Operation halbwegs entspannt abwarten. Manche Menschen schlafen von diesem Mittel auch schon ein.

Ablauf der Gallenblasen-Operation

Die laparoskopische Gallenblasen-Operation läuft ungefähr folgendermaßen ab:

Wenn die Zeit für die Operation gekommen ist, wird man mitsamt seinem
Bett in den Operationstrakt gefahren. Zu diesem Zeitpunkt ist man nor-
malerweise schon etwas benommen durch das zuvor verabreichte
Beruhigungsmittel.

Vollnarkose

Der erste Schritt bei der Operation ist die Einleitung der Vollnarkose. Sie
findet meistens in einem Vorraum statt. Zuerst wird ein venöser Zugang
für den Tropf gelegt, meistens in den Handrücken.

Durch diesen venösen Zugang wird unter anderem ein Schlafmittel
gespritzt, das einen tiefen Schlaf auslöst. Meistens schläft man schon,
wenn man in den Operationssaal geschoben wird.

Erst wenn man schon sehr tief schläft, wird der Beatmungstubus gelegt
und die Vollnarkose vollständig eingeleitet.

Die Narkose bei einer laparoskopischen Operation ist die tiefgreifendste
Form der Vollnarkose. Zur Beatmung wird ein Beatmungstubus in die
Luftröhre geschoben. Die Beatmungs-Luft wird dann mit einem gewissen
Druck in die Lunge gepumpt. Das ist notwendig, um dem Druck durch
den aufgepumpten Bauch (Pneumoperitoneum) einen Druck für die Atmung entgegen zu setzen. Ohne den Beatmungsdruck würde die Atmung
bei der Narkose nicht funktionieren.

Öffnung des Bauches

Wenn man voll narkotisiert ist, wird der Bauch desinfiziert und ein
Operationstuch rund um den Bauch befestigt.

Dann wird ein kleines Loch im Bereich des Bauchnabels in die Bauchdecke geschnitten. Der Bauchnabel wird verwendet, weil dort die
Bauchdecke besonders dünn ist. Es gibt dort keine Muskelschicht und
keine Fettschicht. Außerdem ist die spätere Narbe kaum sichtbar, weil sie
im Bauchnabel verschwindet.

Durch das kleine Loch im Bauchnabel wird ein sogenannter Trokar
geschoben, der das Loch offen hält und durch den man die anderen
Instrumente schieben kann.

Zuerst wird das Innere des Bauches mit CO2 aufgepumpt. Dadurch entsteht ein Hohlraum, der Platz zum Sehen und zum Arbeiten bietet. Dieser aufgepumpte Bauch wird in der Medizinersprache Pneumoperitoneum genannt.

Sobald der Bauch aufgepumpt wurde, wird ein Endoskop in den Bauch eingeführt, mit dem man das Innere des Bauches sehen kann.

Damit man gut operieren kann, werden zwei bis drei weitere kleine Löcher in den rechten Oberbauch geschnitten. Durch diese kleinen Löcher werden Instrumente geschoben, mit denen man greifen und arbeiten kann.

Freilegung der Gallenblase

Unterhalb der Leber wird die Gallenblase identifiziert, an der Spitze mit einem der Instrumente festgehalten und nach oben geklappt.

Dann wird der Gallengang und die Arterie der Gallenblase identifiziert. Das klingt sehr einfach, ist aber mitunter der schwierigste Teil der Operation. Das Innere des Bauches sieht auf anatomischen Zeichnungen zwar relativ übersichtlich aus, aber die Details sind in der Realität oft deutlich unübersichtlicher.

Falls sich bei der optischen Betrachtung der Gallenblase und Gallenwege herausstellt, dass die Situation sehr schwierig ist, kann zu diesem Zeitpunkt auf eine offene Operation umgestellt werden. In diesem Fall, der eher selten eintritt, wird ein langer Bauchschnitt entlang des Rippenbogens gemacht, um direkt an die Gallenblase heran zu kommen.

Normalerweise geht es jedoch weiter mit der laparoskopischen Operation. Dank jahrelanger Erfahrung kann man heutzutage auch stark entzündete Gallenblasen und schwere Verwachsungen mithilfe der laparoskopischen Instrumente erfolgreich behandeln.

Sobald der Gallengang der Gallenblase identifiziert worden ist, werden zwei Clips gesetzt, um ihn zu verschließen. Diese Clips bestehen heutzutage meistens aus einem Kunststoff, der im Laufe der Zeit vom Körper resorbiert wird. Manchmal werden auch Metall-Clips verwendet.

Auch die Arterie der Gallenblase wird durch zwei Clips verschlossen. Dann werden Gallengang und Arterie zwischen den Clips durchtrennt.

Die Gallenblase ist jetzt nicht mehr an die Gefäße angeschlossen.

Doch sie ist noch an der Leber festgewachsen. Daher wird die Leber aus ihrem Bett an der Leber abgeschält. Die dabei entstehende Blutung wird durch die sogenannte Koagulation (Verkochung) gestillt. Diese Wunde hat in der Erholungsphase die größte Bedeutung, denn es braucht eine Weile, bis sie vollständig verheilt.

Manchmal ist die Gallenblase auch mit dem Darm verwachsen. Dann wird sie auch vom Darm abgelöst. Auch andere narbige Verwachsungen rund um die Gallenblase können vorhanden sein. All diese Verwachsungen müssen gelöst werden, bis die Gallenblase ganz frei ist.

In dieser Phase der Operation kann es in seltenen Fällen zu Komplikationen kommen. Manchmal entsteht ein Loch in der Gallenblase, durch das Gallensaft in den Bauchraum gelangt. Oder die Gallengänge werden beschädigt. Auch ein Loch im Darm kommt hin und wieder vor. Falls es zu einer solchen Komplikation kommt, kann auf die offene Operationstechnik umgestellt werden, bei der man die Komplikationen leichter in den Griff bekommt.

Meistens gelingt es aber problemlos, die Gallenblase aus ihrem Bett zu lösen und von ihren Gefäßen abzutrennen.

Entfernung der Gallenblase

Dann wird sie durch das Loch im Bauchnabel aus dem Bauch herausgezogen. Bei einer normalen Gallenblase mit wenigen, kleinen Steinen braucht man das Loch im Bauchnabel nur etwas zu dehnen, um die Gallenblase hindurch ziehen zu können.

Doch manchmal ist die Gallenblase durch Entzündungen stark vorgeschädigt. Auch eine Porzellangallenblase ist ein fragiles Organ, das leicht kaputt gehen könnte. In diesem Fall wird ein Bergebeutel aus Plastik in den Bauchraum eingeführt und die Gallenblase darin eingepackt. Die Gallenblase wird dann mitsamt dem Bergebeutel aus dem Bauch gezogen. So kann man verhindern, das die Gallenblase in letzter Sekunde aufplatzt.

Falls die Gallenblase sehr große oder sehr viele Steine enthält, kann sie nicht in einem Stück aus dem Bauchnabel gezogen werden. In diesem Fall werden die vielen Steine zunächst mithilfe eines Laparoskopes aus der Gallenblase entfernt. Falls es sich um sehr große Steine handelt, werden sie vor dem Entfernen zertrümmert. Auch das geht mit den laparoskopischen Instrumenten. Anschließend wird die entleerte Gallenblase aus dem Bauch gezogen.

Die Gallenblase wird von den Mitarbeitern des Operationsteams untersucht, sobald sie den Körper verlassen hat.

118

Ende der Operation

Der Chirurg saugt inzwischen das CO_2 aus dem Bauchraum und zieht die Instrumente aus den Löchern in der Bauchdecke.

Das Kohlendioxid kann meistens nicht vollständig abgesaugt werden. Reste davon bleiben oft in den Winkeln und Nischen des Bauchraums zurück. In den folgenden Tagen werden diese CO_2-Reste vom Körper absorbiert.

In manchen Kliniken und wenn Wundwasser oder Blut erwartet werden, wird durch eines der kleinen Bauchlöcher ein Drainageschlauch gelegt. Dieser Drainageschlauch dient dazu, die Flüssigkeiten aus dem Bauchraum nach außen zu transportieren. Meistens wird der Schlauch einen Tag nach der Operation wieder entfernt.

Die anderen Löcher werden zugenäht, in vielen Fällen werden alle Löcher verschlossen.

Wenn der Bauch fertig zugenäht ist, wird auch die Narkose beendet.

Man wird in den Aufwachraum geschoben und wacht allmählich wieder auf.

Im Aufwachraum wird der körperliche Zustand sorgfältig überwacht. Sobald man ansprechbar ist, erhält man auch Schmerzmittel über den Tropf.

Die Menge der Schmerzmittel wird so lange erhöht, bis man die Schmerzen gut aushalten kann.

Sobald die Schmerzen gelindert worden sind und der Kreislauf stabil ist, wird man mit dem Bett in sein Zimmer auf der Station gefahren.

In seinem Zimmer kann man sich von der Operation erholen.

Meistens dämmert man den Rest des Tages vor sich hin. Manche Patienten sind auch schon relativ munter. Dann kann man Fernsehen schauen oder lesen, wenn man will.

Diese Operationsbeschreibung schildert natürlich nur den ungefähren Ablauf einer Gallenblasen-Operation. Jeder Einzelfall ist unterschiedlich und auch in verschiedenen Krankenhäusern gibt es verschiedene Vorgehensweisen. Die vorliegende Beschreibung dient nur dazu, dass man sich ungefähr vorstellen kann, was während der Narkose mit einem geschieht.

Nach der Gallenblasen-OP

Die Erholung von der Gallenblasen-Operation erfolgt schrittweise. Nach
und nach geht es einem immer besser und man nähert sich immer mehr
dem Zustand der Gesundheit.

Direkte Folgen der Operation

Direkt nach der Operation fühlt man sich meistens noch sehr schlapp und
benommen. Je nachdem wie gut die Schmerzmittel wirken, leidet man
auch unter mehr oder weniger ausgeprägten Schmerzen. Das alles ist
normal und wird normalerweise innerhalb eines Tages wieder erheblich
besser.

Während der Operation wurde an der Leber eine Wundfläche geschaffen,
dort wo die Gallenblase angewachsen war. Die Blutung wird zwar durch
eine Koagulation (Verkochung) gestoppt, aber dennoch ist der Bereich
noch sehr wund.

Wund sind auch der Gallengang und die Gallenblasen-Arterie, die von
der Gallenblase abgetrennt wurden.

Falls es rund um die Gallenblase Verwachsungen gab, wurden auch diese
abgelöst und durchschnitten. Das kann für weitere Wunden sorgen.

Es ist also ganz normal, wenn es im Innern des Bauches, vor allem im
rechten Oberbauch nach der Operation mehr oder weniger stark schmerzt.

Auch die kleinen Schnitte am Bauchnabel und im rechten Oberbauch
können Schmerzen verursachen, obwohl sie nur klein sind.

Schmerztherapie

Um die Schmerzen zu lindern, erhält man im Krankenhaus Schmerzmittel, in den ersten Stunden per Tropf und später als Tropfen oder Tabletten

Die moderne Schmerztherapie setzt nicht mehr auf tapferes Aushalten
von Schmerzen. Stattdessen werden die Schmerzen bekämpft, wenn sie
noch leicht sind. Dann braucht man insgesamt weniger Schmerzmittel, als
wenn man zu lange abwartet. Denn um starke Schmerzen zu lindern,
braucht man erheblich mehr Schmerzmittel als für leichte Schmerzen.
Außerdem gewöhnen sich die Nerven an die Schmerzempfindung, sodass
sich Schmerzen oft selbstständig machen, wenn man sie zu stark werden
lässt.

Daher sollte man sich im Krankenhaus Schmerzmittel geben lassen, sobald man merkt, dass die Wirkung der vorherigen Schmerzmittel-Dosis nachlässt.

Meistens erhält man im Krankenhaus das Schmerzmittel Novalgin®. Das ist ein starkes, verschreibungspflichtiges Schmerzmittel mit relativ wenigen Nebenwirkungen.

In den nächsten Tagen wird ergänzend zum Novalgin® häufig ein Schmerzmittel mit dem Wirkstoff Ibuprofen gegeben. Das ist ein mittelstarkes Schmerzmittel, das auch gut verträglich ist. Man kann es rezeptfrei in Apotheken kaufen.

Die Kombination der beiden Schmerzmittel ermöglicht eine optimale Wirkung bei minimalen Nebenwirkungen.

Natürlich wird die Schmerzbehandlung nicht in allen Krankenhäusern gleich durchgeführt.

Nach dem Krankenhausaufenthalt erhält man auf Wunsch weitere Schmerzmittel für die Schmerzlinderung zu Hause. Wenn die Heilung gut verläuft, braucht man zu Hause jedoch kaum noch Schmerzmittel.

Falls der Arzt keine Anweisung für die Schmerzbehandlung zu Hause gibt, nimmt man die Schmerzmittel am besten nach Bedarf. Außerdem sollte man den Beipackzettel beachten.

Folgen des aufgepumpten Bauches

Eine schmerzhafte Folge der laparoskopischen Operation sind die CO_2-Reste im Bauchraum.

Dieses restliche Kohlendioxid wird zwar von den Bauchorganen aufgenommen und als Blähungen ausgeschieden, aber bis es soweit ist, kann das bisschen Luft im Bauch erheblich schmerzen. Das Kohlendioxid sammelt sich vor allem im Oberbauch unter dem Zwerchfell, wo es auch am stärksten schmerzt.

Diese Schmerzen spürt man oft erst am Tag nach der Operation, wenn die Schmerzmittel weniger stark dosiert werden. Am Tag darauf lassen die Schmerzen meistens schon wieder deutlich nach.

Blähungen

Sobald das CO_2 vom Darm und dem Magen aufgenommen wurde, kann es durch Pupsen und Aufstoßen den Körper verlassen. Das Pupsen ist nach der Gallenblasenoperation also sehr wünschenswert und sollte keinesfalls unterdrückt werden.

Damit sich die Blähungen möglichst schnell lösen, kann man ein Medikament mit dem Wirkstoff Simeticon einnehmen. Mittel mit diesem Wirkstoff gibt es als Tropfen, Tabletten und Kapseln. Man kann sie wahlweise in der Apotheke und auch im normalen Handel kaufen.

Außerdem helfen Magnesium-Präparate sehr gut gegen Blähungen und die damit verbundenen Schmerzen.

Im Krankenhaus erhält man mit etwas Glück sowohl Simeticon-Präparate als auch Magnesium.

Falls möglich, kann man auch einen Kräutertee trinken. Folgende Kräuter lindern die Blähungsschmerzen:

- Pfefferminze
- Kamille
- Fenchel
- Anis
- Kümmel

Pfefferminze und Kamille sind meistens im Krankenhaus erhältlich, wenn man Glück hat auch Fenchel.

Schulterschmerzen

Durch die CO2-Reste im Bauch können erstaunlicherweise auch die Schultern schmerzen.

Es gibt zwei verschiedene Erklärungen für dieses Phänomen.

Eine Erklärung besagt, dass das CO2 den Nervus Phrenicus reizt, das ist der Nerv, der das Zwerchfell versorgt und auch große Teile des Bauchraums. Durch diese Nervenreizung kommt es zu den Schmerzen in den Schultern.

Die andere Erklärung besagt, dass das CO2 durch das Zwerchfell wandert und auch von den Muskeln des Brustraums und der Schultern aufgenommen wird. In den Muskeln soll das CO2 einen ähnlichen Effekt wie Muskelkater bewirken.

Wahrscheinlich stimmen beide Erklärungen und die beiden Effekte verstärken sich gegenseitig.

Die Schulterschmerzen verschwinden nach ein bis zwei Tagen von selber wieder. Man braucht sich deswegen keine Sorgen machen.

Erweiterter Bauchumfang

Durch das Aufblasen des Bauches ist der Bauchumfang auch nach der Operation noch etwas erweitert. Der Bauch wird dicker und steht hervor.

Doch diese Vergrößerung des Bauchumfangs ist nur vorübergehend.

Die Taille wird ganz von selbst Tag für Tag wieder etwas schmaler und der dicke Bauch bildet sich zurück.

Die Geschwindigkeit, mit der sich der Bauch wieder zurück bildet, hängt von der ursprünglichen Dicke des Bauches und von der Elastizität der Bauchdecke ab.

Man sollte dem Bauch gang entspannt etwa vier Wochen Zeit lassen, sich von selbst wieder zurück zu bilden.

Der Bauch sollte in dieser Zeit auch nicht durch enge Bekleidung gequetscht werden. Möglicherweise braucht man vorübergehend weitere Hosen.

Falls der Bauch nach vier Wochen immer noch umfangreicher ist als vorher, sollte man sorgfältig in sich hinein fühlen, bevor man beginnt, den Bauch gezielt schlanker zu trainieren.

Ein Bauchtraining ist sowieso frühestens nach vier bis sechs Wochen wieder möglich. Bei langsamer Heilung sollte man noch länger warten, bis man anstrengende Bauchübungen macht. Wichtig ist, dass die kleinen Bauchschnitte gut verheilt sind und auch im Innern des Bauches nichts mehr schmerzt, bevor man mit Übungen beginnt.

Wenn es soweit ist, kann man verschiedene Bauchmuskelübungen machen, beispielsweise Crunches. Besonders gut hilft auch Training mit dem Hula Hoop Reifen. Dazu muss der Bauch aber wieder ganz gesund sein.

Folgen der Vollnarkose

Die Vollnarkose ist eine erhebliche Belastung für den Körper. Man muss sich erst davon erholen, was meistens innerhalb weniger Tage gelingt.

Benommenheit und Schläfrigkeit

Am Tag der Operation ist man meistens noch sehr benommen und schläft viel.

Dieser Zustand ist völlig normal, denn schließlich muss man sich von der Narkose und der Operation erholen. Meistens fühlt man sich auch nicht sehr gut, darum ist es ganz praktisch, wenn man die ersten Stunden nach der Operation weitgehend verschläft.

Am Tag danach ist man meistens schon wieder viel munterer. Doch auch dann sollte man jeden Anflug von Schläfrigkeit nutzen, um ein wenig zu schlummern oder vor sich hin zu dösen. So heilt der operierte Bauch nämlich am schnellsten.

Übelkeit und Erbrechen

Manchen Menschen ist nach einer Vollnarkose übel. Häufig wird diese Übelkeit durch entsprechende Medikamente per Tropf gelindert.

Die Übelkeit ist einer der Gründe, warum man am Operationstag noch nichts zu essen bekommt. Der andere Grund ist, dass der Darm vorübergehend in Streik getreten ist, weil ihm die Operation nicht behagt hat.

Manche frischoperierte Menschen müssen sich übergeben, wenn sie einige Stunden nach der Operation den ersten Tee trinken oder das erste Mal Schmerzmittel in Tropfenform einnehmen. Das ist zwar sehr lästig, aber nicht besorgniserregend, weil es eine fast normale Folge der Vollnarkose ist.

Obwohl Übelkeit und Erbrechen nach einer Narkose normal sind, stören sie dennoch bei der Erholung. Daher sollte man der Krankenschwester Bescheid sagen, wenn einem übel ist. Dann kann man Medikamente gegen die Übelkeit bekommen.

Halsschmerzen und Husten

Eine häufige Folge der Vollnarkose sind Halsschmerzen und manchmal auch Husten.

Die Halsschmerzen werden durch den Beatmungstubus verursacht, der in die Luftröhre geschoben wird. Dort reizt er die empfindlichen Schleimhäute.

Durch den gereizten Rachen und Luftröhre bekommen viele Menschen nach einer Operation Schmerzen im Hals und oft auch Heiserkeit.

Manchmal steigt die Reizung auch etwas tiefer ab, sodass man Husten bekommt.

Der Husten ist besonders lästig, denn kurz nach einer Operation schmerzt der Bauch bei jedem Hustenanfall. Es besteht sogar eine gewisse Gefahr für die Bauchnähte, wenn beim Husten zu viel Druck ausgeübt wird.

Um die Bauchnähte zu schonen und die Schmerzen zu verringern, kann man die flache Hand auf den Bauchnabel legen, sobald man den Husten kommen spürt. Beim Husten drückt man dann mit leichtem Druck gegen den Bauchnabel, um dem Husten etwas Widerstand zu bieten. Doch man sollte natürlich auf keinen Fall zu stark mit der Hand gegendrücken. Nur so viel, dass die Schmerzen durch den Husten gelindert werden.

Zur Linderung der Halsschmerzen und des Hustens kann man Kräutertees, Hustensaft, Hustentropfen und Halsentzündungs-Tropfen einsetzen.

Den akuten Hustenreiz kann man mit Hustenbonbons oder Halspastillen lindern.

Gegen Halsschmerzen hilft vor allem eine Heilpflanze:

- Salbei

Gegen Husten helfen sehr viele Heilpflanzen, beispielsweise:

- Fenchel
- Spitzwegerich
- Süßholz
- Thymian

Am Tag der Operation

In den Stunden nach der Operation ist man meistens noch sehr schläfrig, was eine normale Folge der Narkose ist.

Auch für eine zügige Heilung ist es sehr förderlich, wenn man diesen Tag weitgehend mit schlummern oder dösen verbringt.

Wer sich schon wach fühlt, kann fernsehen schauen oder lesen.

Am Abend erhält man meistens einen ersten Kräutertee. Zu essen gibt es normalerweise noch nichts, weil man so bald nach der Operation noch keine feste Nahrung vertragen würde.

Wenn man sich schon munter genug fühlt, darf man mit Hilfe einer Krankenschwester am Abend schon kurz aufstehen, beispielsweise um zur Toilette zu gehen. Das Aufstehen wenige Stunden nach der Operation wird heutzutage ermuntert, um den Kreislauf wieder in Schwung zu bringen.

Bei Schmerzen wendet man sich am besten frühzeitig an die Krankenschwester, um Schmerzmittel zu erhalten.

Einerseits hilft die frühzeitige Bekämpfung von Schmerzen bei der Heilung und trägt dazu bei, mit wenig Schmerzmitteln auszukommen.

Außerdem kann es durch den Krankenhausalltag eine Weile dauern, bis man nach dem Klingeln tatsächlich ein Schmerzmittel erhält. Die Schwestern sind häufig sehr beschäftigt und können nicht immer sofort kommen. Manchmal muss auch erst ein Arzt gefragt werden, ob und wie viel Schmerzmittel gegeben werden darf. Daher ist es sinnvoll, sich frühzeitig zu melden.

Im Krankenhaus

Wie lange man im Krankenhaus bleiben muss, hängt einerseits vom Befinden ab und andererseits von der Art der Operation.

Bei einer laparoskopischen Gallenblasen-Operation ohne Komplikationen bleibt man meistens zwischen 2 und 4 Tagen im Krankenhaus. Zwei Tage Krankenhausaufenthalt sind wohl eher eine Folge der heutigen Kostenstruktur als medizinisch sinnvoll. Nach drei Tagen ist man bei einer gut verlaufenden Heilung und einer guten Grundgesundheit wieder bereit für die eigenen vier Wände.

In manchen Krankenhäusern wird sogar eine ambulante Gallenblasen-Operation angeboten. Dann darf man etwa fünf Stunden nach der Operation wieder nach Hause. Wenn man zu Hause kein Bett mit verstellbarem Kopfteil und keinen medizinisch erfahrenen Betreuer hat, ist von einer ambulanten Gallenblasen-Operation eher abzuraten. Die Operation ist zu belastend, um gleich wieder zu Hause auf sich gestellt zu sein.

Bei einer offenen Gallenblasen-Operation bleibt man meistens zwischen 6 und 8 Tagen im Krankenhaus.

Bei Komplikationen dauert der Krankenhausaufenthalt noch länger. Man muss mit 10 bis 14 Tagen rechnen, in Einzelfällen auch noch länger.

Das Befinden während des Krankenhausaufenthaltes ist individuell sehr verschieden. Im günstigen Fall sitzt man vergnügt in seinem Bett und genießt die freien Tage. Wenn man hingegen Pech hat, wird man von Schmerzen gepeinigt und fühlt sich schlapp und elend.

Wie schon mehrfach erwähnt, sollte man sich bei Schmerzen nicht scheuen, sich Schmerzmittel geben zu lassen. Die Heilung verläuft deutlich besser, wenn man sich nicht mit Schmerzen herumquält.

Auch wenn man sich fit fühlt, sollte man es mit der Aktivität nicht übertreiben. Hin und wieder ein langsamer Gang zur Toilette oder um sich einen Tee zu organisieren, ist förderlich für die Heilung. Doch man sollte auch möglichst viel Zeit im Bett verbringen, denn der Körper braucht Ruhe, um die Operationswunden zu heilen.

Am Tag nach der Operation stehen häufig die Blähungsbeschwerden durch den aufgepumpten Bauch im Vordergrund. Dadurch hat man mitunter stark stechende Schmerzen unter dem Rippenbogen und brennende Schmerzen in den Schultern. Die Krankenschwestern können Ihnen nicht nur mit Schmerzmitteln, sondern auch mit entblähenden Mitteln weiterhelfen.

Am dritten Tag sind die Beschwerden häufig schon stark zurück gegangen. Die eigentliche Erholung kann beginnen. Gönnen Sie sich auch an diesem Tag noch viel Ruhe, damit die Heilung optimal voranschreiten kann.

Essen im Krankenhaus

Die Nahrungsversorgung wird von jedem Krankenhaus etwas unterschiedlich gehandhabt. Sie hängt auch stark vom persönlichen Befinden und dem Heilungsverlauf ab.

Früher musste man nach einer Gallenblasen-Operation oft relativ lange Schonkost essen. Heutzutage gibt es so schnell wie möglich wieder Normalkost.

Ein häufiges Kriterium für den Beginn mit Normalkost ist der erste Stuhlgang. Der erste Stuhlgang nach der Operation zeigt, dass der Darm wieder seine Arbeit aufgenommen hat. Dann ist er wieder bereit für richtiges Essen.

Der moderne Nahrungsaufbau sieht etwa folgendermaßen aus:

- Am Tag der Operation darf man abends einen Kräutertee trinken. Zusätzlich erhält man Flüssigkeit per Tropf.
- Am zweiten Tag darf man meistens wieder etwas essen, aber nur leichte Schonkost. Die besteht beispielsweise aus Weißbrot und gedünstetem Gemüse.
- Am dritten Tag erhält man häufig schon wieder normale Kost.

Zurück zu Hause

Bei gut verlaufender Heilung fühlt man sich am Tag der Krankenhaus-Entlassung oft schon wieder fit und munter.

Doch dieses Gefühl ist meistens nur relativ im Vergleich zu den Tagen davor begründet.

Schon das Packen des Koffers und die Entlassungsformalitäten zeigen oft deutlich, dass man wenige Tage nach einer Operation noch krank und erholungsbedürftig ist.

Für eine schnelle Erholung ist es ganz wichtig, sich genügend Ruhe zu geben und sich gut zu schonen.

Wenn man sich zu früh wieder in Aktivitäten stürzt, kann es in seltenen Fällen zu Nachblutungen kommen, die eine weitere Operation erfordern. Auch die Narben der kleinen Bauchschnitte können in seltenen Fällen aufplatzen, Häufiger ist eine verzögerte Heilung und länger andauernde Schmerzen, wenn man sich zu viel zumutet.

Die Belastung sollte man langsam und entsprechend des Heilungsverlaufes wieder steigern.

Am besten verbringt man die ersten Tage zu Hause in etwa wie folgt:

- Viel im Bett oder auf dem Sofa liegen.
- Dicke oder zusätzliche Kopfkissen, um halbwegs aufrecht im Bett sitzen zu können.
- Kissen oder Rolle unter den Knien, damit sich der Bauch im Liegen entspannen kann.
- Wärmflasche, wenn man Bauchschmerzen hat.
- Kräutertee zur Entkrampfung und zur Stärkung der Gallentätigkeit, z.B. Milder wohlschmeckender Galle-Tee 2 (siehe Seite 62) mit Fenchel, Schafgarbe und Javanischer Gelbwurz.
- Schmerzmittel, wenn die Schmerzen noch stark sind.
- Messen Sie regelmäßig Ihre Körpertemperatur, um eventuelle Entzündungen rechtzeitig erkennen zu können. Bei Fieber muss sofort der Arzt gerufen werden.
- Langsame Spaziergänge in frischer Luft, um den Kreislauf zu beleben.
- Schwere Heben vermeiden.
- Bücken vermeiden.

Nachuntersuchung

Die Nachuntersuchung der Operation übernimmt heutzutage meistens der Hausarzt. Man muss also nicht noch einmal ins Krankenhaus, um den Heilungsverlauf überprüfen zu lassen.

Bei der Nachuntersuchung wird man zu seinem Befinden befragt. Der Bauch und die Bauchschnitte werden untersucht. Meistens wird auch der Verband gewechselt.

Wenn die Bauchschnitte zugewachsen sind, werden auch die Fäden gezogen, sofern das überhaupt erforderlich ist. Es gibt inzwischen auch Nahtmaterial, das sich von selbst auflöst und nicht gezogen werden muss.

Krankschreibung

Wie lange man nach einer Gallenblasen-Operation krank geschrieben ist, hängt vor allem vom Heilungsverlauf ab. Außerdem spielt die Art der Arbeit eine wichtige Rolle, denn eine Büroarbeit kann man früher wieder aufnehmen als eine anstrenge Arbeit auf dem Bau.

Die Einstellung des Arztes spielt auch eine gewisse Rolle bei der Dauer der Krankschreibung.

Von manchen Ärzten wird man bei normalem Heilungsverlauf nur drei Tage nach dem Krankenhausaufenthalt krankgeschrieben.

Eine sinnvolle Krankschreibung bei körperlich wenig anstrengender Arbeit wäre in etwa eine Woche, bei einem stehenden Beruf etwa zwei Wochen.

Bei einer körperlich anstrengenden Arbeit ist man sinnvollerweise drei bis vier Wochen krankgeschrieben.

Letztlich entscheidet jedoch die Meinung des Arztes über die Dauer der Krankschreibung.

Ab wann wieder aktiv?

Mit einigen Aktivitäten muss man nach einer Operation eine Weile pausieren.

Die Dauer der Pause hängt vor allem vom persönlichen Heilungsverlauf ab. Es gibt jedoch einige Faustregeln für den normalen Heilungsverlauf:

Bei normalem Heilungsverlauf sollte man in etwa die folgenden Zeiten abwarten:

- 1 Tag bis zur ersten Mahlzeit.
- 2 Tage bis zu normaler Kost.
- 2-3 Tage bis zum Duschen.
- 2-14 Tage bis zur Heimkehr.
- 3 Tage bis zum Spaziergang.

- 14 Tage bis zu leichtem Ausdauersport.
- 4 Wochen bis zum Heben über 7 kg.
- 4-6 Wochen bis zu Bauchmuskeltraining.

Wenn man sich unsicher ist, fragt man am besten den Arzt, wann man was wieder darf.

Eventuelle Probleme

Zu Problemen kann es in seltenen Fällen auch dann kommen, wenn die Heilung zunächst gut verläuft.

Die Nähte der Bauchschnitte können sich öffnen und bluten. Auch die innere Wunde kann nachbluten.

Manchmal verklemmt sich das Zwerchfell infolge der Operation. In seltenen Fällen kann es auch zu einer Infektion mit Fieber kommen.

Falls sich während der Genesung das Befinden wieder deutlich verschlechtert, sollte man nicht zögern, schnell einen Arzt oder das Krankenhaus aufzusuchen.

Derartige späte Komplikationen sind jedoch die Ausnahme.

Normalerweise fühlt man sich Tag für Tag ein wenig besser, bis man wieder gesund und voll belastbar ist.

Leben ohne Gallenblase

Nach der Gallenblasen-Operation hat man keine Gallenblase mehr. Man muss also ohne die Gallenblase leben und die Nahrung verdauen.

Heutzutage weiß man, dass die meisten Menschen problemlos ohne Gallenblase leben können. Doch wozu gibt es dann überhaupt eine Gallenblase?

Wozu braucht man überhaupt eine Gallenblase?

Bei der früheren Lebensweise der Menschen war eine Gallenblase durchaus notwendig. In der Steinzeit musste man manchmal lange Zeit auf die nächste Mahlzeit warten. Wenn das Mammut dann endlich erlegt war, wurde fettes Fleisch in Hülle und Fülle gegessen. Bei diesen großen Mahlzeiten war eine gut gefüllte Gallenblase dringend notwendig. Denn dann wurde reichlich Gallensaft gebraucht, um das viele Fett verdauen zu können.

Doch heutzutage gibt es in den Industrieländern für die meisten Menschen Tag für Tag genug zu essen. Deshalb müssen die einzelnen Mahlzeiten nicht mehr so überaus groß und nahrhaft sein. Für eine normalgroße Mahlzeit bei regelmäßiger Ernährung braucht man jedoch keine volle Dosis Gallensaft aus der Gallenblase.

Verdauung ohne Gallenblase

Die Menge an Gallensaft, die frisch von der Leber produziert wird, reicht für die Verdauung einer normalen Mahlzeit aus, zumindest bei den meisten Menschen.

Daher können die meisten Menschen problemlos ohne Gallenblase leben. Sie können sogar essen was sie wollen.

Doch das mit dem "essen was man will" ist relativ zu verstehen.

Menschen, die freiwillig oder aus anderen Gründen nur normalgroße Mahlzeiten mit mäßigem Fettgehalt essen, haben normalerweise keine Probleme bei ihrem Leben ohne Gallenblase.

Doch wer gerne üppig tafelt und dabei eine Vorliebe für Schweinshaxen hat, kann bei gleicher gesundheitlicher Situation erhebliche Probleme mit dem Leben ohne Gallenblase bekommen.

Aber es gibt auch Menschen ohne Gallenblase, die ohne Probleme fette Schweinshaxen vertilgen können, das sind aber längst nicht alle.

Erweiterung des Gallengangs

Bei manchen Menschen erweitert sich nach einer Gallenblasenentfernung der Gallengang und übernimmt eine gewisse Speicherfunktion für Gallensaft. Der Gallengang kann bis zu 1,1 cm dick werden.

Der von der Leber produzierte Gallensaft wird in diesem erweiterten Gallengang zwischengespeichert, wie zuvor in der Gallenblase.

Nach einer fettreichen Mahlzeit wird der gespeicherte Gallensaft durch die Vatersche Papille an den Gallengang abgegeben. Die Fettverdauung kann stattfinden.

So gelingt es, dass auch größere und fettere Mahlzeiten gut verdaut werden können.

Der Gallengang erweitert sich jedoch nicht bei allen Menschen nach einer Gallenblasen-Operation.

Das ist einer von zahlreichen Gründen, warum die Fettverdauung bei verschiedenen Menschen unterschiedlich gut klappt.

Die Erweiterung des Gallengangs hat zwar eindeutige Vorteile, aber sie ist nicht nur gut. Im erweiterten Gallengang können sich eventuell auch neue Gallensteine bilden.

Daher wird bei Nachuntersuchungen auch darauf geachtet, dass der Gallengang nicht dicker als 1,1 cm wird.

Während sich der Gallengang erweitert, kann es auch zu Schmerzen kommen, die durch die Dehnung verursacht werden.

Schmerzen, die auch noch Wochen nach einer Gallenblasenoperation andauern, können eventuell durch einen wachsenden Gallengang verursacht werden. Bei fortdauernden Schmerzen im rechten Oberbauch sollte man jedoch unbedingt einen Arzt aufsuchen, denn diese Schmerzen können auch zahlreiche andere Ursachen haben.

Ernährung ohne Gallenblase

Wie schon erwähnt, können sich die meisten Menschen nach einer Gallenblasen-Operation weitgehend normal ernähren.

Wenn man alle Nahrungsmittel verträgt, braucht man bei der Ernährung auf überhaupt nichts achten.

Doch wenn es bei der Verdauung Probleme gibt, z.B. Blähungen, Schmerzen oder Durchfall, sollte man ein paar Regeln beachten, damit die Probleme aufhören.

Die wichtigsten Grundregeln bei der Ernährung ohne Gallenblase lauten:

- Große Mahlzeiten vermeiden.
- Fettreiche Nahrungsmittel vermeiden.

Bei vielen Menschen ohne Gallenblase reichen diese beiden Grundregeln bereits aus, um beschwerdefrei zu leben.

Wenn es jedoch weiterhin zu Beschwerden kommt, muss man noch mehr Regeln beachten.

Weitere beziehungsweise verschärfte Regeln sind beispielsweise:

- Blähende Nahrungsmittel meiden, z.B. Kohl, Hülsenfrüchte, Zwiebeln, Knoblauch.
- Nur kleine Mahlzeiten essen.
- Fettarm essen.

- Vor den Mahlzeiten Artischocken-Dragees einnehmen oder galletreibenden Kräutertee trinken.

Wenn die Beschwerden sehr ausgeprägt sind, und einfache Maßnahmen sie nicht lindern können, spricht man vom Postcholezystektomiesyndrom (siehe Seite 134).

Ansonsten ist es sinnvoll, wenn man die Ernährungstipps beachtet, die auch für Menschen mit Gallensteinen gelten (siehe Seite 85).

Gewichtszunahme nach Gallenblasen-Operation

Häufig wird behauptet, dass man nach einer Gallenblasen-Entfernung dick wird.

Das trifft auf manche Menschen ohne Gallenblase auch durchaus zu.

Wenn man wegen der Gallensteine nur sehr eingeschränkt essen konnte, hat man in dieser Zeit meistens Gewicht verloren. Der Körper hat sich außerdem an die geringe Nahrungszufuhr gewöhnt und kommt mit wenig Nahrung aus.

Nach einer erfolgreichen Gallenblasenoperation freut man sich darüber, endlich wieder normal essen zu können. Also wird kräftig geschlemmt. Dieses Schlemmen führt natürlich zu einer deutlichen Gewichtszunahme.

Ganz anders sieht es jedoch aus, wenn man trotz Gallensteinen weitgehend normal essen konnte. Dann hat sich der Körper nicht an eine geringe Nahrungszufuhr angepasst.

Außerdem besteht dann nach der Gallenblasen-Operation auch kein Nachholbedarf und man verspürt keinen verstärkten Drang zu Schlemmen. Das Gewicht kann also genau so gut gehalten werden wie vor der Operation.

Manche Menschen nehmen nach der Gallenblasen-Operation sogar ab. Das kann zwei verschiedene Gründe haben.

Bei einigen dieser Menschen funktioniert nach der Gallenblasen-Operation die Verdauung besser als zuvor. Die Nahrung wandert schneller durch den Darm und der Stoffwechsel ist aktiver. Dadurch kann es ganz von selbst zu einer leichten Gewichtsabnahme kommen.

Andere Menschen haben nach der Gallenblasen-Entfernung mehr Verdauungsprobleme als zuvor. Sie können nur noch kleine, fettarme Mahlzeiten essen und haben häufig Durchfall. Bei diesen Menschen kann es sogar zu einer starken Gewichtsabnahme kommen.

Postcholezystektomie-Syndrom

Nach einer Gallenblasen-Entfernung können die meisten Menschen beschwerdefrei leben und nahezu alles essen.

Doch manche Menschen haben dauerhaft erhebliche Beschwerden in ihrem Leben ohne Gallenblase.

Diese Dauerbeschwerden, die nach einer Gallenblasenoperation auftreten können, werden als Postcholezystektomiesyndrom bezeichnet, manchmal auch Postcholecystektomiesyndrom. Für diese Krankheit gibt es keine deutsche oder umgangssprachliche Bezeichnung.

Der komplizierte Name Postcholezystektomiesyndrom bedeutet:

- Post = nach
- chole = Galle
- zyst = Blase
- ektomie = Entfernung
- syndrom = Beschwerdebild

Symptome

Das Beschwerdebild beim Postcholezystektomiesyndrom kann von Mensch zu Mensch unterschiedlich sein.

Häufig treten jedoch folgende Beschwerden auf:

- Fette Nahrungsmittel werden nicht vertragen.
- Große Mahlzeiten werden nicht vertragen.
- Evtl. Beschwerden nach allen Mahlzeiten.
- Blähungen.
- Bauchkrämpfe.
- Schmerzen unterm Rippenbogen.
- Durchfall.
- Fettstühle.
- Heller Stuhl (wegen fehlender Gallensäfte).
- Evtl. Koliken.

Diese Beschwerden müssen nicht alle bei allen Betroffenen auftreten. Die meisten leiden nur unter einem Teil der Beschwerden.

Häufig beginnen die Beschwerden auch nicht sofort nach der Gallenblasen-Operation, sondern erst nach einigen Wochen.

Ursachen

Die Ursachen für das Postcholezystektomiesyndrom können sehr unterschiedlich sein. Teilweise sind sie noch nicht bekannt. Die persönliche Ursache kann auch nicht immer vollständig geklärt werden.

Das klassische Hauptproblem nach einer Gallenblasen-Entfernung liegt bei den meisten Betroffenen wohl daran, dass nach den Mahlzeiten nicht genug Gallensaft verfügbar ist, um die Fette in der Nahrung vollständig zu verdauen. Ein Teil des Fettes gelangt also unverdaut in den Dickdarm. Dort bringt es die Darmflora durcheinander. Anschließend wird das unverdaute Fett mit dem Stuhl ausgeschieden. Man spricht dann von Fettstühlen, wenn es Fettdurchfall ist, spricht man auch von Steatorrhoe. Den Fettgehalt im Stuhl kann man durch eine Stuhluntersuchung feststellen.

Zu wenig Gallensaft für die Fettverdauung kann zu Völlegefühl, Blähungen, Krämpfen und Durchfall führen.

Umgangssprachlich spricht man häufig auch von:

- Gallenschwäche

Ein weiteres Problem kann auftreten, weil nach einer Gallenblasen-Operation oft auch zwischen den Mahlzeiten Gallensaft in den Darm abgegeben wird. Die Leber produziert schließlich ständig Gallensaft und es gibt keinen Zwischenspeicher mehr. Darum tröpfelt die aggressive Gallenflüssigkeit in den Darm. Nicht immer kommt der Darm damit klar.

Normalerweise wird der überflüssige Gallensaft zumindest am Ende des Dünndarms (Ileum) wieder resorbiert. Doch wenn das Dünndarmende nicht richtig funktioniert oder die Klappe zwischen Dünndarm und Dickdarm eine Fehlfunktion hat, gelangt Gallensaft auch in den Dickdarm. Dort reizen die Gallensäuren die empfindliche Dickdarm-Schleimhaut und verursachen starken Durchfall. Dabei handelt es sich um den sogenannten chologenen Durchfall, auch als Gallensäureverlustsyndrom bezeichnet (siehe Seite 44). Gallensäuren im Stuhl können bei einer Stuhluntersuchung festgestellt werden.

Gallenschwäche und Gallensäureverlustsyndrom können durchaus kombiniert auftreten. Typisch dafür wären starke Durchfälle und starke Unverträglichkeit fettreicher Nahrungsmittel.

Gallenblasen-Operation

Für ein Postcholezystektomiesyndrom kann es aber noch weitere
Ursachen geben:

- Gallensteine in den Gallengängen
- Verengungen der Gallengänge (Gallengangsstrikturen)
- Verengung des Gallenausgangs (Stenose der Papilla duodeni major)
- Wachstumsschmerzen bei erweitertem Gallengang

Um eine solche Ursache auszuschließen, sollte man sich gründlich
ärztlich untersuchen lassen.

Beschwerden nach einer Gallenblasenentfernung können aber auch ganz
andere Ursachen haben, die nichts mit einem echten Postcholezysekto-
miesyndrom zu tun haben.

Möglicherweise waren die Gallensteine gar nicht die Ursache für die
Beschwerden, die zur Gallenblasen-Operation geführt haben.

Bei Vorhandensein von Gallensteinen liegt zwar der Verdacht nahe, dass
Oberbauchschmerzen und Verdauungsstörungen durch die Gallensteine
verursacht werden. Aber das ist nicht zwangsläufig immer der Fall, denn
viele Gallensteine verursachen ja gar keine Beschwerden.

Eventuell war also eine ganz andere Erkrankung für die Beschwerden
verantwortlich. Dann ist es auch nicht verwunderlich, dass die Beschwerden durch eine Gallenblasen-Operation nicht besser geworden sind.

Es besteht sogar die Möglichkeit, dass Gallensteine und eine andere
Krankheit gleichzeitig vorliegen, und Beschwerden verursachen. Dann
wurde durch die Gallenblasen-Operation nur die eine Ursache für die
Beschwerden beseitigt. Die andere Ursache für Beschwerden besteht
weiterhin.

Daher ist es sinnvoll, bei fortdauernden Beschwerden nach einer
Gallenblasen-Operation nach anderen Krankheiten zu fahnden.

Typische Krankheiten, die ähnliche Beschwerden wie das Postcholezystektomiesyndrom verursachen, sind beispielsweise:

- Magengeschwür
- Zwölffingerdarmgeschwür
- Magenschleimhautentzündung (Gastritis)
- Bauchspeicheldrüsen-Entzündung (Pankreatitis)
- Reizdarm
- Morbus Crohn
- Colitis ulcerosa

- Laktose-Intoleranz
- Fructose-Unverträglichkeit
- Zöliakie (Gluten-Intoleranz)
- Ballaststoff-Unverträglichkeit
- Vollkorn-Unverträglichkeit
- Nahrungsmittel-Allergien

Behandlung

Wenn andere Ursachen für das Postcholezystektomiesyndrom ausgeschlossen werden können, kann man die Beschwerden häufig mit relativ einfachen Mitteln erfolgreich behandeln.

Die Behandlung der Gallenschwäche beim Postcholezystektomiesyndrom ist genau so wie die Gallenschwäche-Behandlung bei vorhandener Gallenblase.

Die einfachste Behandlungsmöglichkeit ist die regelmäßige Einnahme von Artischocken-Präparaten. Häufig reicht es zur vollständigen Behebung der Probleme, die Artischocken-Tabletten einige Wochen lang täglich eine halbe Stunde vor jeder Mahlzeit einzunehmen.

Bewährt haben sich auch gallestärkende Kräutertees. Für die Behandlung des Postcholezystektomiesyndrom eignen sich alle Teemischungen zur Stärkung der Gallenfunktion ab Seite 61. Auch fertige Teemischungen für Leber und Galle sind für diesen Zweck geeignet.

Man kann auch die anderen naturheilkundlichen Methoden aus diesem Buch ausprobieren, um das Postcholezystektomiesyndrom zu behandeln (siehe ab Seite 54).

Bei sehr starken Durchfällen nach einer Gallenblasen-Entfernung haben sich Präparate mit dem Wirkstoff Colestyramin bewährt. Dieses Mittel hilft gegen chologene Durchfälle. Im Allgemeinen muss das Mittel vor jeder Mahlzeit eingenommen werden, um die Durchfälle zu stoppen. Der Geschmack des Mittels gilt als schlecht, ansonsten ist es aber relativ gut verträglich und kann eine erhebliche Besserung bringen.

Auch der Genuss von Fachinger-Wasser soll gegen die Beschwerden des Postcholezystektomiesyndroms helfen. Dieses Wasser enthält viel Magnesium und sehr viel Hydrogencarbonat (Natron). Das Magnesium hilft gegen Krämpfe der inneren Organe und das Natron hat eine ausgeprägte Pufferwirkung.

Ernährung

Wenn man unter einem Postcholezystektomiesyndrom leidet, kann man meistens nicht alles essen, was man will, es sei denn die Behandlung war erfolgreich.

Die Ernährung bei einem Postcholezystektomiesyndrom ist häufig stark eingeschränkt.

Generell gelten die gleichen Ernährungs-Grundregeln wie bei allen anderen Gallenerkrankungen, jedoch in verschärftem Maße.

Die Hauptregeln sind:

- Nur kleine Mahlzeiten essen
- Fettarm essen

Viele Menschen mit Postcholezystektomiesyndrom müssen auch streng auf blähende Nahrungsmittel verzichten.

Hier noch einmal eine Liste der blähenden Nahrungsmittel zur Erinnerung:

- Kohlarten
- Hülsenfrüchte
- Zwiebeln
- Knoblauch
- Schwarzwurzeln
- Vollkornprodukte

Die Unverträglichkeiten können auch ganz andere Nahrungsmittel betreffen. Wenn man feststellt, dass man bestimmte Nahrungsmittel nicht verträgt, sollte man auf sie verzichten.

Eine erfolgreiche Behandlung des Postcholezystektomiesyndroms kann dazu führen, dass man nach und nach wieder alle Nahrungsmittel verträgt.

Weitere Informationen über eine gallefreundliche Ernährung finden Sie ab Seite 85.

Weitere Bücher von Eva Marbach

Eva Marbach hat weitere Bücher über Gesundheitsthemen geschrieben.

Hier eine kleine Auswahl:

Gesundheitsratgeber Gicht

Gicht mit Naturheilkunde und Schulmedizin erfolgreich behandeln.

In diesem Buch werden die Körpervorgänge bei Gicht erklärt und was sie für Folgen haben können. Verschiedene hilfreiche Methoden aus Naturheilkunde und Schulmedizin werden vorgestellt. Tipps zur Vorbeugung runden das Buch ab.

ISBN-13: 978-3-938764-18-3 - 96 Seiten - 9,80 Euro

Gesundheitsratgeber Blasenentzündung

Blasenentzündungen mit Naturheilkunde und Schulmedizin erfolgreich behandeln.

In diesem Buch werden Ursache, Symptome und verschiedene Formen der Blasenentzündung beschrieben. Für leichte Fälle gibt es ausgiebige Tipps zur Behandlung mithilfe der Naturheilkunde und Hausmitteln. Für schwerere Fälle wird erklärt, warum man Antibiotika braucht und was man bei ihrer Anwendung beachten sollte. Tipps zur Vorbeugung runden das Buch ab.

ISBN-13: 978-3-938764-15-2 - 76 Seiten - 9,80 Euro

Gesundheitsratgeber Wechseljahre

Wechseljahrsbeschwerden mit Naturheilkunde und Schulmedizin erfolgreich behandeln.

In diesem Buch werden die Körpervorgänge während der Wechseljahre erklärt und was sie für Folgen auf Körper und Seele der Frau haben können. Verschiedene hilfreiche Methoden aus Naturheilkunde und Schulmedizin werden vorgestellt.

ISBN-13: 978-3-938764-17-6 - 96 Seiten - 9,80 Euro

Heilkräuter-Hausapotheke

Die wichtigsten Heilpflanzen für die Anwendung zu Hause.

In diesem Buch werden zwölf bekannte und wichtige Heilpflanzen ausführlich vorgestellt. Zahlreiche weitere wertvolle Heilpflanzen werden

kurz beschrieben. In bebilderten Rezepten lernen Sie, wie
Teemischungen zusammengestellt, Tinkturen und Salben zubereitet
werden. So können Sie sich Ihre Hausapotheke selbst herstellen. Für viele
Krankheiten finden Sie Anleitungen zur gezielten Anwendung der
Kräutermedizin.

ISBN-13: 978-3-938764-20-6 - 204 Seiten - 19,80 Euro

Heilen mit Schwedenkräutern

Das bewährte Hausmittel gegen zahlreiche Gesundheitsbeschwerden.

In diesem Buch erfahren Sie, wie man Schwedenkräuter zubereitet und
anwendet. Zum besseren Verständnis gibt es dazu Foto-Anleitungen. Für
viele Krankheiten finden Sie genaue Anleitungen zur gezielten
Anwendung der Schwedenkräuter.

ISBN-13: 978-3-938764-08-4 - 144 Seiten - 14,80 Euro

Heilen mit Propolis

Die Hausapotheke aus dem Bienenvolk.

In diesem Buch erfahren Sie wie man Propolis zubereitet und anwendet.
Zum besseren Verständnis gibt es dazu Foto-Anleitungen. Für viele
Krankheiten finden Sie Anleitungen zur gezielten Anwendung von
Propolis. Auch andere Heilmittel aus dem Bienenstock, wie Honig,
Bienenpollen und Gelee Royal, werden vorgestellt.

ISBN-13: 978-3-938764-12-1 - 96 Seiten - 9,80 Euro

Erfolgreich abnehmen durch Hintergrundwissen

Zusammenhänge verstehen und Hindernisse gezielt ausräumen.

Dieses Buch erklärt ausführlich, wie der Stoffwechsel funktioniert und
Übergewicht entsteht. Stress, Schlafmangel, Hormonstörungen,
Heißhunger und zahlreiche andere Ursachen für die Gewichtszunahme
werden genau beschrieben. Je nach individueller Situation werden
einfache Wege aus der Figurfalle vorgestellt.

ISBN-13: 978-3-938764-24-4 - 296 Seiten - 29,80 Euro

Weitere Informationen über die Bücher und Webseiten von Eva Marbach
finden Sie auf folgender Internet-Adresse:

www.eva-marbach.com

Gallensteine im Internet

Im Internet finden Sie auf zahlreichen Webseiten Informationen über die Gallenblase und Gallensteine.

Speziell zu dem vorliegenden Buch gibt es eine extra Webseite, auf der Sie alle Seiten lesen und durchsuchen können:

Webseite zum Buch:

www.gesundheitsratgeber-gallensteine.de

Webseiten über Gallensteine

www.gallenblase.gesund.org
Gallenblase: Körpervorgänge, Krankheiten, Behandlung, ...

Webseiten über andere Gesundheitsthemen

www.heilkraeuter.de
Heilkräuter-Lexikon, Kräuterwanderungen und vieles mehr.

www.schuessler-salze-liste.de
Schüssler-Salz-Seite mit Infos und Antlitzdiagnose.

www.homoeopathie-liste.de
Über 250 Arzneimittelbilder, Konstitutionstherapie, Potenzen.

www.lexikon-der-aromatherapie.de
Lexikon über Aromatherapie, ätherische Öle, Wirkungsweise, Anwendungen.

www.heilen-mit-schwedenkraeutern.de
Das bewährte Hausmittel gegen zahlreiche Gesundheitsbeschwerden.

www.heilen-mit-propolis.de
Die Hausapotheke aus dem Bienenvolk.

www.heilen-mit-wasser.de
Wasser als Heilmittel gegen zahlreiche Beschwerden.

www.euvival.de
Webseiten-Verzeichnis der Autorin Eva Marbach.

Stichwortverzeichnis